薄法平 著

气功养生和辟谷养生

全国百佳图书出版单位
中国中医药出版社
·北京·

图书在版编目（CIP）数据

气功养生和辟谷养生 / 薄法平著 . — 北京：中国中医药出版社，
2021.1（2025.3 重印）

ISBN 978 – 7 – 5132 – 6558 – 4

Ⅰ . ①气⋯　Ⅱ . ①薄⋯　Ⅲ . ①养生（中医）—基本知识
Ⅳ . ① R212

中国版本图书馆 CIP 数据核字（2020）第 246067 号

中国中医药出版社出版

北京经济技术开发区科创十三街 31 号院二区 8 号楼
邮政编码　100176
传真　010-64405721
北京联兴盛业印刷股份有限公司印刷
各地新华书店经销

开本 880×1230　1/32　印张 9.25　字数 175 千字
2021 年 1 月第 1 版　2025 年 3 月第 4 次印刷
书号　ISBN 978 – 7 – 5132 – 6558 – 4

定价　69.00 元
网址　www.cptcm.com

服 务 热 线　010-64405510
购 书 热 线　010-89535836
维 权 打 假　010-64405753

微信服务号　zgzyycbs
微商城网址　https://kdt.im/LIdUGr
官 方 微 博　http://e.weibo.com/cptcm
天猫旗舰店网址　https://zgzyycbs.tmall.com

如有印装质量问题请与本社出版部联系（010-64405510）
版权专有　侵权必究

序

入秋时节，天高气爽，清风徐徐。薄法平先生发来他的新作《气功养生和辟谷养生》，诚邀我作序。值此中秋前夕，我刚好时间略有宽裕，就允诺了下来。

浏览薄先生大作，感觉内容丰富，条理清晰，写作风格朴实无华，通俗易懂，可以说很接地气。这当然与他多年修炼气功积累的学识与体验有关，但也需要相当的文字功底。大作的篇幅不小，有理论，有操作，谈古论今，旁征博引，涉及气功爱好者所关心的方方面面。

纵览全书，其中的许多资料虽然并非罕见，不少观点也非首次见闻，但薄先生对它们的驾驭则非同一般，可以说独具匠心。这体现于行文中对练功关键问题的阐述注意了学术深度。例如，在气功练习原则一节对"三调合一"的阐述。许多气功书籍都谈到了调身、调息、调心的三调，但谈及三调合一境界的则少见。这一章节不但强调三调合一境界"是气功习练者真正进入气功态、感受气感与提升功力的前提"，而且还举出古今事例具体说明三调合一境界的具体状态。所举出的关于射击、射箭的例子都很精彩，也很能说明问题。如果没有自己的亲身体验，很难写出这样的文字。三调合一境界的确对学练气功意义重大，它是气功修炼的标志性境界。能够明确地指出这个境界，并予以生动的说明，确确实实有益于后学。又如对于辟谷的论述，书中说："辟谷，是指以习练气功为手段通过呼吸吐纳自然地进入服气的状态……唯此才称得上真正的辟谷。"还说："辟谷是一个天人合一的过程，是可遇而不可过于强求的状态。"如此将辟谷与气功的深层次修炼相联系，可以说是正本清源，道出了辟谷的本来面目。这样的澄清有现实意义，目前社会上流行的一些相关培训，割裂了辟谷与气功修炼的关系，其实只是断食，不是辟谷。尽管科学的断食也会有益于身心健康，但与气功修炼到一定阶段自然出现的辟谷并不是一回事。

书的后半部分大都是功法，多为薄先生所编创。他编创这些功法的缘由，一方面是他家族中有武功承传，自幼就受到气功启蒙，但更重要的是他中年罹患多种疾病，为自身康复的需要，专注研究气功与辟谷，渐得其中之精要，不仅使自身的疾患在较短的时间内陆续痊愈，还用这些方法帮助许多患者解除了病痛，于是才有了记录整理、保存传播的想法。这是一条从自身开始，逐渐惠及他人的养生康复之路，古今的许多气功修炼者都走过。功法的编创并不神秘，有一定理论知识和实践经验，本着严谨求是的态度，就可以大胆尝试。但也要牢记，任何人的知识与经验都有局限，都是一家之言，气功爱好者们修习任何功法，都需要结合自己的实际需要而有所取舍。正所谓"择其善者而从之，其不善者而改之"。

采用气功、辟谷等非药物疗法养生祛病，是传统中医临床的重要组成部分，有数千年的历史。在现代医学高速发展的今天，这些传统疗法非但没有过时，反而显示出了越来越旺盛的生命力。可以预见，以开发人体自身康复能力为目标的各种疗法，将在未来的医学发展中居于越来越重要的位置。然而，医学领域的任何开拓都需要几代人不懈的努力，非一朝一夕可达。希望更多的有识之士能够参与这一基于传统中医方向的开拓，如薄先生所亲力亲为，为传统中医宝藏之发扬光大，为世界人民的健康事业，做出具有中国特色的贡献。

北京中医药大学教授、主任医师、博士生导师
中国医学气功学会名誉会长
刘天君
2019 年 9 月于北戴河

| 前言 |

余自幼时起，即对气功、武功有浓厚兴趣，亦曾浅尝辄止。1986年在京求学时，曾试图探求气功之奥秘。1991年开始接触道家功法。1995年接触中医气功，初解气功与医道结合祛病之理。从2000年底开始，自身陆续患十多种急慢性疾病，在三年多时间里，多方求医，或疗效不彰，或旧病未除又添新疾。斯时，病痛折磨，苦不堪言，仕途挫顿，黯淡无光，可谓求生难，求死亦难。心灰意冷之时转而重拾气功，以图自救。遂钻研《黄帝内经》《外经微言》《中医气功学》和《周易》《道德经》等，尤其对气功之"气"的来源予以更多的思考。

经过三年多努力，任督二脉乃至中脉渐次豁然贯通，十几种疾患陆续不药而愈，并自悟了腹式呼吸和真气内守、运气、行气等要领，对气功外气尤其专注，并择机应用以验其效。如：2003年11月28日8时许，天气较冷，山东省民族宗教工作会议在青岛举行，与会的一位泰安市政府工作人员在用自助餐时喝了一瓶啤酒，因过凉而腹痛如绞，俯卧于床，呻吟不止，我让他仰卧，在其下丹田部位施功发放外气施治约5分钟，疼痛很快消失，该工作人员既兴奋又大惑不解。2005年9月9日14时许，我在大连参加一个国际学术会议期间，为日本专家天宫清先生发外气施治数分钟，治愈了已持续三天的急性过敏性胃肠炎。除此以外，还无数次应邀为工作同仁、各地战友和朋友发放外气以治疗疾病，陆续在多地举办免费公益讲座，效果良好。

随着对气功之"气"的领悟加深，我认定气功之"气"的本原是"炁"，即宇宙能量，具有生生作用、滋养作用，习练气功就是将这一能量引为己用，可达祛病强身健体之目的。遂悟服气之道，乃行辟谷。首次服气辟谷是2008年7月1日至25日，初领辟谷之精妙。

我加入中国医学气功学会后，在学术活动中，得遇我国医学气功界诸多知名专家学者，如刘天君、黄孝宽、章文春等，有缘广采众长，对医学气功和服气辟谷的理解更上层楼。结合自身体会和成功实践，本着拯患救难、造福众生之目的，比较系统地创编了天健辟谷养生功，并付诸实践，取得了良好的成效。

从医学气功和服气辟谷之道分析，对于后天形成的许多慢性病、疑难病来说，只要患者找对了方向和方法，是完全可以治愈的。

依靠医学气功寻求祛病和康复者，根在热爱之，贵在勤奋之，重在深修之，行在刻苦之。这是判断一位患者能否依靠气功辟谷取得理想疗效、祛病强身的最根本依据。

欲治其病者，必先治其心；欲治其心者，必先治其身。练功和辟谷之祛病奥秘，无非是通过调理气血，令颠倒的阴阳、顺逆重新复归，让紊乱的气血、气机再次顺遂。故，气功辟谷祛病，虽名微而效显，纵异病而同治。然而，对于许多患者来说，使气血由乱到治、经络由堵到通，却是一个艰苦的过程。

自古以来，但凡长期坚持修习气功辟谷者，情必依山恋水，心多恬淡闲适，面若轻施红铅，声似浩歌击筑，且极富寿考者也。此当为现代修习气功辟谷人士之楷范。

本书作为面向大众的气功和辟谷养生的通俗读物，承蒙北京中医药大学博士生导师、著名医学气功专家刘天君教授，在百忙之中抽出时间阅读书稿，并为本书热情作序，在此表示衷心的感谢。

最后，谨以下面这首《渔家傲》奉献于此，当作前言的一部分。

渔家傲　服气辟谷

服气辟谷呈奇效，沉疴渐愈开怀笑。岁月亦催人不老。
痼疾了，树老枝嫩俱欢好。

踏遍青山余景照，浮生觅得几年少。韶乐奏闻神仙到。
真情傲，人间万事任纷扰。

薄法平

2020 年 7 月 1 日于青岛

| 目录 |

1

第一章　气功养生基础知识

气功是一种古老的健康养生和祛除疾病的技术，属于中华传统文化的范畴，它通过身心息合一，达到放松思维，深度入静，以意领气，放松身心，纾解身体板滞感，疏解肌肉僵化，释放精神压力，解除心理重压，具有综合调理人的身体和精神的健康作用。

在中华民族几千年历史上，有许许多多卓越的气功人物见诸历朝历代的史册，野史的记载更加不计其数。如中华民族的人文始祖黄帝及帝师广成子，道家气功代表人物如彭祖、古蜀国王子乔、赤松子、老子、庄子等；儒家气功代表人物如孔子、孟子等；神医扁鹊、神医华佗、药王孙思邈等皆为气功辟谷养生大家；战国时期诗人屈原、汉留侯张良、唐代诗人白居易、宋代诗人陆游等皆是气功辟谷高士。气功发展数千年的历史证明，习练气功是道家、佛家、阴阳家、医家、武家的共有传统，气功辟谷养生祛病技术不愧为中华民族的传统瑰宝。

一、气功简述

气功在中国传统养生文化中占有非常重要的地位，是传统文化的一部分。养生，在古代称之为摄生、道生等，集天人合一、法于阴阳、以德养生于一体，构成了中国养生的主流思想体系。

天人合一，其实质是一种追求顺应天道、遵循自然的状态。老子提出的"人法地，地法天，天法道，道法自然"（《道德经》第二十五章），即提倡人应遵守宇宙和地球大自然法则，顺应天地变化之纲常，与天地和谐，与万物和谐。因此，天人合一不但是中国古代养生思想，也是中国传统哲学的精髓。

法于阴阳，是养生的思想基础，亦是倡导人类生活应当效法自然，仰观四季天文之变，俯察一年阴阳之化，适应春夏秋冬的季节变化规律，在应对"六淫"——即自然界之风、寒、暑、湿、燥、火六种不同的气候变化（正常的称为"六气"）——的异常变化中规范自身的行为。风为百病之首，古人早就认识到"风雨和，则民安而病少；风雨暴，则民劳而病多"（《外经微言·太乙篇》）。气象、气候之变化，以及是否风调雨顺，事关国泰民安、人体康健。日常生活中，应注意防止外感风寒，避免内生五邪。

以德养生，即主张养生一定以修德为根基。非德无以养生，养生必须修德。古往今来许许多多功成名就、品德高尚之人，大多非常注意养生，从而身心健康，老当益壮，注意防病祛病，将疾病消灭在萌芽状态。真正身心健康的人，无论年龄几何，其外在标志应当是心气和顺，红光满面，精神焕发，冬不畏寒，夏不怕暑，体力充沛，精力旺盛，体态灵便，既不过于肥胖，也不过分消瘦。

气功讲究天人合一，注重阴阳之道，同时以其锻炼强度适中，一招一式动作柔缓、张弛有度，十分有助于修心养德，充分体现了中华养生思想。中华文明上下几千年，气功作为基本的祛病、养生方法，伴随着中华文明史一路走来，是优秀传统文化之一。

（一）气功的基本概念

欲了解气功，首先应知道什么是"气"。传统中医以人体为界，认为"气"有"内气"与"外气"之分；也可根据来源，将气分为先天之气与后天之气。气功，古代又称为"导引""行气""吐纳"等。早在《灵枢·病传》中，就有气功的记载："余受九针于夫子，而私览于诸方，或有导引行气、乔摩、灸熨、刺焫、饮药之一者，可独守耶，将尽行之乎？"将气功、推拿、针刺、艾灸、药物等治疗方法相提并论，可见，气功作为祛病、养生的主要方式，早已经备受古人推崇。

先天之气即元气，也作炁、元炁、真气。自然界的先天之气是天地万物之本原，是产生天地万物的原始之物。人体中的先天之气，是指人与生俱来的、由母体带来的根本之气，是人生命活动的原动力，也是维持人体活动的最基本能量，代表着人体抗病抗邪的能力，所以又称"正气"。人的元气充沛，则身强力壮，健康少病。反之，若元气亏损，则易产生种种病症与不良反应。因此，中医养生十分注重固气养元、扶正固本，以保护元气，从而祛除病患、颐养天年。

后天之气需从外界纳取，包含从水谷之物中吸收而成的谷气，由呼吸获得的清气，与弥漫在宇宙及自然界之中、有"天地日月精华"之称的精气（或称灵气），亦即宇宙能量等等。

中国社会科学院胡孚琛研究员在《道学通论》中指出："先天一炁大概是宇宙大爆炸之前的初始信息，是时间和空间还没展开的宇宙模本，是自然界最根本的内在节律。"

中国香港知名社会活动家、气功家梁恩贵博士认为："以科学精神，借助解剖学、神经系统、人体结构、血液系统等种种生理心理知识，配合中医所讲的内气、经络研究，探究中国民族文化经过时间考验流传下来的智慧，厘清种种误解；'能量'之于中国人，就是外气、内气。人体要锻炼，除了外功，也有内功，才能吸收宇宙能量。"

中国台湾大学校长、电机工程学家李嗣涔教授，从1988

年开始，利用现代科研设备悉心研究气功和人体潜能现象，终于在1999年发现和证明了"信息场"的客观存在。

笔者在《人类的起源》中提出：随着宇宙大爆炸产生的本始宇宙能，是宇宙不断膨胀的原动力，也正是宇宙运转之根本的气，这种气广泛存在于宇宙中。弥漫在天地之间、作为日月之精华的灵气即为"宇宙能量"，宇宙能量可以为人类所利用，且具有广泛的生命效应。而练功时人体所感受、吸收的外气，正是客观存在的宇宙能量在人体中的反应。此外，人从在母体中孕育或出生开始，就具有了生命所属的一定的基础能量。人的生命所具有的基础能量，即先天能量。此处的基础能量，正是传统中医一贯强调的人体"元气"。

湖南省社会科学院研究员、知名气功师唐光斌在《首柱养生功》前言中指出："气功之气，是意识主导下的物质存在。练气功的过程，便是激发潜能、凝聚能量的过程。"既然气功是意识主导下能量积聚和能量调度过程，那么在习练气功时，必须熟练掌握意念和行气这两大重要步骤，才可达到引出病气邪气的康复目的。

胡孚琛研究员、梁恩贵博士等学者和笔者对气的理解具有一致性，即气、内气、外气的实质，都是宇宙能量。而李嗣涔教授的实验，证明了在气功锻炼中通行的多人一起组场练功的重要作用等。

自然界和人都处在宇宙中，气功之气是自然界客观存在的一种能量形式。在一定条件和形式下，人体之气和宇宙自然之气在天地人之间可以实现能量互换，从而实现事实上的天人合一。

《灵枢·刺节真邪》指出"真气者，所受于天，与谷气并而充身也"，先天之气与后天之气，共同形成人体生命活动的所有动力。气功，从本质而言，是一种巩固体内元气的方法，具有激发人体健康潜能，汲取天地灵气和日月精华以补自身之气、颐精养神的作用。

从具体实操而言，刘天君教授在中国中医药出版社出版的《中医气功学》中指出：气功是调身、调息、调心三调合一的心身锻炼技能。其中"身"指身体，"息"指呼吸、喘息，"心"则是指思维、意念，即气功是一项将动作、意念、呼吸高度融为一体的身心锻炼技能。身、心、息三者融汇的程度愈高，气功的习练效果和健康作用愈好；倘若三者长期无法达到有机的统一，气功习练便会流于形式，康复作用和养生效果也会大打折扣。

练气功时，需要习练者将呼吸与身体动作相结合，并运用意念、思维，用心体会一招一式；倘若意念不到位，呼吸与动作无法相结合，则如同广播体操一般，仅是锻炼躯干与四肢。因此，习练气功的关键，在于是否可以准确、轻松、自然而然地进入"三调合一"的状态。

（二）气功的基本内涵

气功，古称为导引，又作道引，是包含着吐纳与躯体运动（即静功与动功）在内的修炼方法。吐纳，即吐故纳新，呼出陈旧的废气，吸入新的清鲜之气。由此可知，习练气功必须训练呼吸，不进行呼吸训练的"气功"并不算是真正的气功。中国古典哲学推崇"天人合一""人天一体"的整体哲学观，气功亦是如此，非常强调整体健康，讲究人体各部之间的相互联系，注重人与自然的和谐关系。

气功历史悠久，并在漫漫历史长河中不断地演变着、发展着。晋代道医学家葛洪（284—364）在《抱朴子·别旨》中指出："或伸屈，或俯仰，或行卧，或倚立，或蹲踞，或徐步，或吟，或息，皆导引也。"古人很早就发现了动作、意念与呼吸相结合的重要性，发展出了包括服气、胎息、行气、内丹、辟谷、禅定、止观等在内的不同气功形式和内容。

服气　又称食气，是一种通过呼吸服食外气，驾驭和应用作为"天地清气""日月精华"的灵气，即宇宙能量，以求延年益寿的气功习练方法。宇宙能量是看不见、摸不着的，但人类却时时处处沐浴在其中。马济人在《实用中医气功学》中将服气划分为"吐纳"与"胎息"两种方法，也是正确的。

胎息　又称丹田呼吸、脐呼吸。在《辞海》中的定义是指通过持久地练功修行后，做到在一段时间内，主观上口鼻腔内无任何呼吸，能够如胎儿在母亲腹中一般（胎儿吸食的是羊水）的修行方法。葛洪在《抱朴子·释滞》指出："得胎息者，能不以鼻口嘘吸，如在胞胎之中。"相较于吐纳，胎息的功力更为深厚，因此道教认为，胎息之功是服气的最佳境界。明代内丹家伍冲虚曾说："胎息之论，密指胎其神而息其炁。"又曰："如处胎息之时，渐渐炼至胎息亦真无。真无者，灭息尽之义也。"（《天仙正理直论》）当习练气功达到一定境界后，便可做到气沉丹田，是时，但觉呼吸轻微、舒缓、顺畅，心旷神怡，周身上下豁然通达之感，甚至在一定时间内可做到闭息、暂停呼吸，则可认为达到了一定的胎息境界。

行气　在气功范畴中一般有两层含义，第一层含义同"服气""食气"，第二层含义则是指内气运行。

内气运行，其基本要求是在人体气机的正常作用下，凝神静虑，专气致柔，呼吸吐纳做到柔、细、匀、深，同时以导引动功或静功辅助之。行气的主要作用是强身健体、治疗病患和益寿延年。

气机即人体内气的正常运行机制，包括人体之脏腑、经络等的功能活动。气机运行的基本形式是升降出入，若升降出入发生失常，就可能出现气逆、气郁、气滞、气陷、气闭，甚至气机泄脱等不良情况。

《灵枢·官能》明确提到，导引行气可作为治疗疾病的方法。通俗说来，引气攻病的方法是：习练气功时，将呼吸、吐纳与意念有机结合，通过吸气让外气（或称宇宙能量）经过劳宫穴、涌泉穴等穴位进入体内，并以十二正经或奇经八脉为通道，调集体内真气（即融合了外气的体内能量）并将其引至病灶部位，以真气"洗濯"疏通病灶部位的经络和气血，再通过呼气将体内的废气、浊气排出体外，从而达到修复病变器官、促进机体健康之目的，同时实现人体与自然界的能量交换，实现自身生命与自然界的和谐统一。

内丹 即体内炼丹，内丹术是指抱持"天人合一"的理念，练功中要静气、养气、提神、健身，使得精、气、神合一，以体为鼎，抱一守真，以气为药，通过内炼精、气、神，在体内结成"圣胎"（内丹），往往具有如同服用"灵丹妙药"般奇效的修行方法。早期的内丹术是在胎息的基础上加以意念引导，因此"丹鼎"一般指人体下丹田。传统内丹术的修炼，一般分为炼精化气（小周天）、炼气化神（大周天）、炼神还虚、炼虚合道四个阶段。

辟谷 古代亦称"断谷""绝谷""却谷""休粮"等，即不食五谷。气功中的辟谷疗法，对于许多疾病具有十分显著的康复作用。有的气功流派需要配合服用药饵，方可进入辟谷状态；有的则可以完全不食不饮，同样可进入无饥无渴的辟谷境界。但无论何种辟谷疗法，都需要以气功、导引为先导，以服气为主导。因此，辟谷是一种服气养生疗法。

禅定 为佛教用语，由禅（Dhyana）与定（Samadhi）组成，指心绪宁静、气定神凝，思维专注，执中守一。这是一种高度入静的状态，是以静功为主的修行方法。寺庙与道观中的佛家和道家修行者们，或岿然不动，或静坐如钟，正是有赖于长期进行禅定这一深层次的修行，通过调身、调息的坐禅达到气定神闲、心外无物、心内亦无物的境界，从而悟道，获得身心健康和智慧开悟。

止观 来源于梵语，"止"译自梵语Samatha，即是禅定、定，心止一境；"观"译自梵语Vipasyna，即是慧、思维观察、辨清事理。"观"是在"止"的基础上，集中观察和思维预定的对象，总结获得的智慧、观点，明确自己的功力积累和功德。通俗言之，止就是停止，排除杂念，观则是观看、体察，闭目返观。止观，属于禅定的范畴。

佛教认为，人可通过止观"悟"到"性空"，即止观与悟道密切相关。可见止观在修行过程中的重要性。因此，作为练功修行人士，应当注重止观与禅定的修炼，隔绝外部影响，入静入定，认真感受精神层面的收获，从而获得领悟，得到提升。

明代李时珍（1518—1593）在《奇经八脉考》中，提出了练功与经络的关系是"内景隧道，唯返观者能照察之"的观点，有"返观"能力的人，可以体察到人体的内部构造和行气奥妙。说明李时珍非常认同止观的重要作用。

中国的传统气功流派众多，历史悠久。虽然各气功流派对于气功所包含的具体内容的理解，对于修行方式的坚持和领悟，均有所不同，但习练气功和修行的根本目的是一致的——即通过习练气功，促进生命中的形、气、神和谐，让生命健康有序，从而走近天人合一的理想境界，进而获得智慧和益寿延年。

（三）气功与人的最高年寿

在中国古代传说中，原始社会时期的赤松子是一位气功养生大家，是战国时期诗人屈原、汉代政治家张良所崇拜的气功修持偶像。《赤松子中诚经》道："人生堕地，天赐其寿，四万三千八百日，都为一百二十岁。"《尚书·洪范》中提出："一曰寿，百二十岁也。"而《圣经·创世纪》第六章第三节也说：人属于血气之躯，精神体不会永远伴随着，但人的寿命可达一百二十年。即很可能人的设计寿命理论上可达一百二十岁，称作天年或者天寿。

另一位气功养生大家是彭祖，相传"彭祖八百岁"，为中国历史上最长寿的寿星。袁珂在《古神话选释》中说彭祖"寿高八百，但临死前，他仍对自己枕头垫得过高、唾沫吐得过远懊悔不已，认为这类行为虽小，但白白伤神伤力、损耗了元气，以至于最终自己未能寿满天年"。彭祖这位养生大家，堪称是身体力行"不妄劳作"的最佳实践者。对于练功和修行的人来说，应当效法自然，自我约束性情，遵循阴阳变化之机，凡事适可而止。

对于尽终天寿的秘诀，《素问·上古天真论》进行了精彩绝伦的阐述："上古之人，其知道者，法于阴阳，和于术数，饮食有节，起居有常，不妄劳作，故能形与神俱，而尽终其天年，度百岁乃去。"这里的"天年"与"百岁"同义。

通过以上论述，告诉了我们以下道理：

一是知晓道法，尊重自然规律与宇宙规律，根据四季、气候、早中晚的变化调节人体阴阳、适当增减衣被，遵循"日出而作，日落而息""春生夏长，秋收冬藏""春夏养阳，秋冬养阴"的自然规律。

二是注重疾病预防与生理保健，进行适宜的调养与气功锻炼以抗衰防病，如体育健身、习练气功等，将疾病消灭在萌芽之中。

三是饮食有节制，不贪饮，不贪食，定时定量，讲究宜忌，养成良好的习惯，适当地进行食疗或服气辟谷疗法。

四是生活作息有规律，形成良好、稳定的好习惯，避免无规律的生活，防止过劳造成气虚体弱、内分泌失调和元气受损等。

五是恰如其分地劳作，掌握工作的限度，不过于操劳，不过度消耗体力、脑力，避免陷入庸俗的繁忙事务而顾此失彼，避免无意义的殚精竭虑和心力交瘁。

六是人对自身物质体（即躯体）的保养、对精神体（即灵魂）的滋养，具有同等重要的意义，因为唯有"形与神俱"才可以"尽终其天年"而获得健康和长生。

（四）习练气功，防病为主

《素问·四气调神大论》曰："道者，圣人行之，愚者佩之。从阴阳则生，逆之则死；从之则治，逆之则乱。……是故圣人不治已病治未病，不治已乱治未乱。"由此可以归纳出习练气功的基本原则，大致可以归纳为"合于道，法阴阳，治未病"。

所谓"圣人不治已病治未病，不治已乱治未乱"，包含三层意思：其一指的是高明的医者诊治疾病，应当通过察病，提早将疾病消灭在萌芽状态，不让各种证候发展为疾病，不使小病发展成为大病。其二是指医者不能等到病人气血已乱、病入膏肓之时，再行诊治，此时小病酿成为大病，大病发展成危重病，病人气血已乱，无论多么高明的医生都会感到棘手，疾病将难以治愈。其三是应当坚持"预防为主，治疗为辅"的方针，以预防疾病为主，等到疾病缠身再去医治乃是下策。

"不治已乱治未乱"中的"已乱"，指的是气血之运行由有序到无序、由顺到乱的状态，暗含大病已经形成，不容易治愈；而"未乱"也是指气血运行顺畅而有序，病情尚处浅表，比较容易治愈。这层含意，从孙思邈对病因的论述及清代医家张志聪在《内经集注》中的有关分析注释等都可看出。

任何事物都有自己独特的规律和法则，人们必须遵守之。天道有常，"知常则明，不知常，妄作，凶"（《道德经》第十六章）。古人所说的常，就是准则、法则和规律。养生也是一样，要遵循自然法则和人体健康法则，恪守天道。

上古之人明白天地之道，知晓自然之法，其生活方式符合天道，合乎自然法则和人体健康法则，劳作适可而止，不过度疲劳，生产生活和饮食起居，均以符合健康和养生为要，其生命便可形神同修，身心健康，尽享上天所赋予的年寿。

《黄帝内经》关于"法于阴阳，和于术数，饮食有节，起居有常，不妄劳作"的寥寥数语，简明扼要地道明了养生所应遵循的原则，也是气功修炼应当遵循的精髓。

治未病的重要性，可从扁鹊和孙思邈的叙述中略见一斑。而掌握气功养生技术和辟谷养生技术，并恰如其分地应用，则是治未病、治未乱的极佳手段。

魏文王（前472—前396）在召见名医扁鹊（前407—前310）时，曾兴致勃勃地询问："你兄弟三人，谁的医术最为高明？"扁鹊答道："大哥医技最强，二哥第二，我是能力最差的。"魏文王又问："那为何你最负盛名呢？"扁鹊说："大哥可以从'神'中觉察病人的病况，能在亚健康状态、病情尚未发作之时，就将病因斩草除根，但这一事实除我们家人知晓之外，就医者却毫不知情，因此大哥的名声无法外扬。二哥能够在病人大病初犯、症状尚微时就将病根拔除，而病人都以为他只能治疗一些无足轻重的小病，所以他只在乡间邻里中有些名气。我擅长治疗病情已经发作、症状完全显现的疾病，人们看到我给病人针灸、放血、为溃烂的皮肤敷药等医术，都以为我医术高超，因而才会举国闻名的。"（原文见《鹖冠子·卷下·世贤第十六》）

扁鹊虽然医术精湛，但他一直非常推崇治未病，强调将疾病消灭在未形成之时。《难经·七十七难》载："经言上工治未病，中工治已病者，何谓也？然：所谓'治未病'者，见肝之病，则知肝当传之于脾，故先实其脾气，无令得受肝之邪，故曰治未病焉。中工者，见肝之病，不晓相传，但一心治肝，故曰治已病也。"即扁鹊认为，养生保健最好的方式就是"治未病"。对于如何治未病，扁鹊以肝脾为例做了阐述：肝脏患疾，最先影响脾脏，才导致脾脏功能逐渐弱化甚至生病。所以当发现肝脏生病后，应将脾脏的保养与护理放在首位，使脾脏健康、抵抗力强盛，不受肝脏病气入侵，这样既保护住了脾脏，又防止机体疾病扩大化、影响全身的健康；如果只将目光放于肝脏之上，忽略了其他脏器的养护，不知疾病相传的道理，仅仅忙于"治已病"，这是本末倒置，对机体整体健康的恢复不利，最终甚至可能连肝脏的治疗效果也不甚令人满意。

唐代孙思邈（541—682）同样强调治未病、治未乱的重要性。他在《千金要方·序例》中说："古之善为医者，上医医国，中医医人，下医医病。又曰：上医听声，中医察色，下医诊脉。又曰：上医医未病之病，中医医欲病之病，下医医已病之病。"又在《千金要方·养性》中指出："内外百病皆悉不生，祸乱灾害亦无由作，此养性之大经也。"并强调："善养性者，则治未病之病，是其义也。"治未病，在疾病引发气血紊乱形成之前将其平复在萌芽阶段，维持健康之状，是养生养性的要义所在。

扁鹊和孙思邈都极力推崇治未病，对身体状况进行有效的健康管理，强调思想重视，防患于未然，将防病置于首位。无论是健康状态或是追求养生，都是应当在身体未病、气血未乱之时，就着手落实练功辟谷等健康举措，方能获得理想的健康效果。如果等到人体已病、气血已乱、疾病缠身之时，才开始就医和重视养生，虽比坐以待毙强上百倍，但终归还是略迟。

按照中医倡导的预防为主、治疗为辅的原则，学习气功养生和辟谷养生技术亦应未雨绸缪，不要等到疾病缠身、力不从心之时才想到练功和养生。

对疾病要一分为二、辩证地看待和分析，不必畏之如虎。许多人只要有了病，不论大病小病，不去分析病因如何，就简单地视若危途，只要自感不适，立即赶往医院寻求治疗。其实，很多小病都是身体的自我调节反应，只要注意休息、适当增减运动量和张弛适度，自觉地配合这种反应，小病反而可以提升自身免疫力。在认真练功和适度辟谷的条件下，绝大多数生病现象都会自生自灭。有的人将小病视作大病，动辄跑去医院，经常弄得医生哭笑不得，病人反而抱怨医院和医生态度不好。人在生病的时候，保持一颗平常心，理性对待和分析病情显得非常重要，切勿自生怨恨嗔恚焦虑之心。

综上所述，习练气功，应秉持"合于道，法阴阳，治未病"的原则，并在人的一生中坚持贯彻这一原则，才有益于最大限度激发气功的养生祛病效用。

习练气功有祛病健身、益寿延年的作用。纵观古往今来健康长寿的修行者们，对待练功皆十分认真、刻苦，持之以恒，即使气功导师、功夫大师也不例外。否则，随心所欲、一曝十寒，不可能达到祛病延年的目的。任何懈怠和懒惰都将导致气血再次不畅，进而经络拥堵，以至旧病复发，甚至疾病缠身。绝非入了气功之门，就可以百病不生了。

在现代社会生活中，过于繁忙的工作，过度消耗精力和体力的生活方式，毫无节制的饮食起居，造成一些年轻人的健康状况和精神状态与其年龄极不相符，亚健康问题开始发生在年轻人的身上。许多人在而立之年，肩周炎、颈椎病相继报到；四十余岁，心脏病和"三高"接踵而至；年过五十，各种病状纷至沓来。

近年来，还出现了中老年病年轻化、幼龄化的趋势……许多人的精神貌似健康，其身体却已经提前衰老。因此，我们应重视古人的告诫，遵守阴阳变化之道，恪守人体健康之法，懂得养生的规律，并自觉地付诸实践。

上古之人信守"合于道，法阴阳，治未病"的原则，而形、气、神同修，尽享天年，今人经过努力亦可做到。

二、气功相关典籍简介

中华气功源远流长，根据《黄帝内经》对导引、行气之术的描述，其久远的历史可追溯到至少五千年前。在古老的《周易》和《道德经》中，对气功、修行也有许多精辟绝伦的深刻阐述。

现藏于天津博物馆的玉饰《行气玉铭》玉柱，据郭沫若考证，此文物系战国初期（约公元前380年之前）的制品。其表面刻有篆书铭文45字："行气，深则蓄，蓄则伸，伸则下，下则定，定则固，固则萌，萌则长，长则退，退则天，天其春在上，地其春在下。顺则生，逆则死。"记述了呼吸和行气的全过程，是现存的关于气功修炼的最古老记录，具有极高的中医科学研究价值和文字学价值。

1974年，湖南长沙马王堆汉墓出土竹简十万余字，大量

古代典籍得以重见天日。其中，中医气功养生方面的文献包括
《导引图》《养生方》和《却谷食气篇》等，其中"却谷食
气"即指辟谷，这是迄今发现的中国现存最早的详细介绍气功
辟谷的专著。马王堆汉墓的主人生活在2200年前，说明那时的
人们，或者说在当时的上流社会中，通过习练气功和辟谷强身
健体的身心锻炼方法已经很流行，气功养生技术和辟谷养生技
术已经进入广泛应用和普及时期。

马王堆汉墓帛画《导引图》共有44式，为我们提供了西
汉贵族士大夫阶层应用气功辟谷养生的重要信息，从中可以简
单地归纳为如下几个方面：

第一，气功的习练者中，包括许多身姿窈窕的年轻女
性，还有着深色服饰、体态丰腴的中老年女性，以及袒胸露背
的男性，说明气功是对男女老少都是行之有效的养生方法。

第二，在当时的贵族士大夫阶层中，在老、中、青男
性、女性人群中，很可能比较普遍地流行着练功和服气辟谷这
种养生方法，养生理念在上层社会中深入人心。

第三，《导引图》中为表现逆腹式呼吸，男性刻意赤裸
上身，以便突出和强调下腹微收，可见当时人们在习练气功的
时候，普遍使用了逆腹式呼吸法，做到了气沉丹田和真气内
守，从而做到"气足不思食"，这是服气辟谷的真正要义。

第四，女性亦同样使用逆腹式呼吸，但为了尊重和保护
女性练功者的性别尊严，而刻意由男性袒露胸腹以说明之。

综合分析《导引图》和《却谷食气篇》，可以得出如下结论：

第一，欲要辟谷，首先必须讲求食气，只有通过练功才能自然而然地进入辟谷状态。

第二，练功时，需要调整呼吸，充分利用深度呼吸方法，做到真气内守，气沉丹田，才能达到运气、行气等后续层次。

第三，逆腹式呼吸是进入服气辟谷状态的有效方法，男女老少皆适宜操作。

辟谷需习练气功，讲求食气。辟谷和断食从概念到方法均不同。现在流行的各种各样的不练功、仅靠食用替代食品或饮品而停止进食正餐的断食疗法，并非真正意义上的辟谷。

（一）《黄帝内经》

《黄帝内经》是中国现存最早的医学著作，也是中医学的基础。在《黄帝内经》中从多方面论述了气功导引及其卓越疗效，开辟了气功治疗的先河，为医学气功"三调合一"理论奠定了坚实基础。

《黄帝内经》非常强调人的形、气、神之相互关系："气实形实，气虚形虚，此其常也，反此者病。"（《素问·刺志论》）又说："夫人生于地，悬命于天，天地合气，命之日人。"（《素问·宝命全形论》）强调气与形的重要性，认为对于人的生命来说，重要的不只是物质躯体的存在形式，更为重要的是气的作用，以及形与气之间的关系。

此外，《素问·异法方宜论》中，总结了六种行之有效的医疗方式：砭石、毒药、灸焫、九针、导引与按跷。又在《灵枢·病传》中将"导引行气"列于"乔摩、灸、熨、刺、焫、饮药"等诸项医疗技术之前，居于首位，而"饮药"居于后。

《素问·奇病论》提出，"息积"病需要导引与药物并行治疗，"药不能独治也"。《素问·异法方宜论》指出，导引、按跷可以治疗因湿重与活动不足引起的"痿厥寒热"这类肌肉痿弱、四肢寒凉、关节无力、畏寒怕热的疾病。而体虚乏力、怕冷惧热、手脚冰凉是现在人们常见的亚健康状态。这也从侧面说明，气功导引不但可以"治未病"，防止疾病扩大，避免小病迁延铸成大病，还可做到有病治病，无病则防病强身。

《黄帝内经》对导引和治未病的论述，奠定了气功养生祛病的理论基础。习练气功要做到形、气、神统一，气功治病，预防为主，治疗为辅。

（二）《外经微言》

《外经微言》于20世纪80年代初被发现，后经整理出版。《外经微言》是否就是失传已久的《黄帝外经》，在学术界一直存在不同的看法。然而，不管其是否是真的已经失传的《黄帝外经》，从其论述的具体内容来看，无论是对于医家，还是对气功习练者来说，都是一部不可替代的必读的理论著作。

《黄帝内经》特别强调人的生命之形气关系。而《外经微言》更侧重于人的形神关系，强调人的健康必须做到形神合一。《外经微言·阴阳颠倒篇》云："目无所听，耳无所闻，心无所知，汝神将守汝形，形乃长生。""无形藏于有形之中，有形化于无形之内，始能形与神全。"对练功者完全进入无尔无我、心外无物的状态，做了精彩的描述，肯定了练功有助于健康长寿。《外经微言·命根养生篇》也以"凡人皆有神，内存则生，外游则死"特别强调了形神合一。那么，什么是神？《灵枢·天年》曰："何者为神？岐伯曰：血气已和，营卫已通，五脏已成，神气舍心，魂魄毕具，乃成为人。"亦即人的躯体生命完整降生之时，伴随着问世的人的精神生命。《素问·天元纪大论》曰："故物生谓之化，物极谓之变，阴阳不测谓之神，神用无方谓之圣。"《素问·移精变气论》又说："得神者昌，失神者亡。"人的精神生命确实难以自行掌握和把控，如果缺失，则人将不复生矣！对于人来说，生命就是形、气、神合一，即躯体生命、能量生命与精神生命缺一不可。

形体不仅是神存在的基础，而且形体的健康状态还影响神是"内存"还是"外游"。形是神的住所，神寓于形之中；形依赖于神而拥有智慧、语言、情感、意志等精神能力，神对形具有支配作用。

当人们习练气功，达到一定的境界时，即可领悟到广成子所言："至道之精，窈窈冥冥；至道之极，昏昏默默。无视无听，抱神以静，形将自正。必静必清。无劳汝形，无摇汝精，无思虑营营，乃可以长生。目无所见，耳无所闻，心无所知，汝神将守汝形，形乃长生。慎汝内，闭汝外，多知为败。"（《外经微言·阴阳颠倒篇》）由此可知，习练气功入门须正，立志须高，目标长远，持之以恒，做到松静自然，方可真正地有所收获，有所体验。道家《太上老君开天经》认为，广成子乃黄帝之时太上老君化身，老子则是春秋时期太上老君下界渡劫。因此，广成子上述的说法，在老子《道德经》中也有提及，而庄子也继承了这一说法。

《外经微言·救母篇》还说："终身不字，行调息之功，必长生也。"认为女性如果终身不嫁（不破体），坚持修炼气功导引之术和呼吸吐纳，便能够健康长寿。

（三）《淮南子》

《淮南子》由西汉淮南王刘安及其门客集体编著。刘安为刘邦之孙，其父淮南厉王刘长死后，西汉文帝十六年（前

164），刘安承袭淮南王之位。

刘安思贤若渴，礼贤下士，喜欢结交文人墨客和饱学之士，所以门客众多。他组织门客一起撰写《淮南子》一书。此书之内容涵盖天文地理、理工农医、桑蚕纺织等，是一部内容广泛的文化巨著，其中也涉及气功养生和辟谷养生，阐述了习练静功与动功的重要性。

在谈到习练静功的作用时说："静默恬淡，所以养性也。"（《淮南子·俶真训》）"夫精神气志者，静而日充者以壮，躁而日耗者以老。"（《淮南子·原道训》）强调了静功的健身作用，习练气功时，一定要入静，心情放松，自然舒张。恬淡指的是心情舒张自然、心境平和、淡泊，才能得到真正的修身养性；以静修炼，才可使元气充足，身强体壮。反之，练功时，如果心情浮躁，举止夸张，左顾右盼，个性张扬，身心不能沉静下来，练功就会走形式，很难取得理想的健康作用，长寿也就无从谈起。

《淮南子》也谈到动功的习练："若吹呴呼吸，吐故纳新，熊经鸟伸，凫浴蝯（猿）躩，鸱视虎顾，是养形之人也。"（《淮南子·精神训》）这段话也是东汉神医华佗编创五禽戏的灵感来源。

习练静功时，要气定神闲，静若处子。习练动功时，则应刚柔并济，配合调息，呼吸吐纳，像熊爬树般有力，像白鹤伸展双腿和羽翼般舒展，像鸭戏水般轻盈畅快，像猿猴跳跃般灵活，还像鸱（猫头鹰）与老虎紧盯猎物般全神贯注……这是对习练动功动作的基本要求，动中有静，动静结合，心无旁骛，全神贯注，一招一式，认认真真，毫不含糊，练功才能真正地到位，以养护身体。

由《淮南子》对气功的论述，也可以得出结论：气功是一种身心同修、身心息同调的综合养生技术。

（四）《灵剑子》

《灵剑子》由东晋许逊（239—374）所著，此书首次明确提出"内丹"一词。"凡服气，调咽用内气，号曰内丹。心中意气，存之绵绵，不得用上段之外气引外风，损人五脏。"许逊擅长内丹功养生术，曾于西晋太康（280—289）年间出任旌阳县令，后弃官归乡，在南昌附近传道。东晋宁康二年（374）八月初一日，许逊全家四十二人"合家飞升，鸡犬悉去"。这在当时是非常轰动的一个大事件，在诸多野史外传中多有记述。许逊被尊为道家四天师之一。

《灵剑子》是一部气功专著。许逊根据"四季配五脏"的机理，设计了十六个气功招式，组合成一套完整的动功功法，收录在书中。

（五）《诸病源候论》

《诸病源候论》为隋代太医令巢元方所著，博采兼收，荟萃群说，专论疾病的病因、证候及适用的导引法，列举了287种古代气功导引术，对应治疗1739种病候。《诸病源候论》是中国现存最早的论述各种疾病的病因、证候对应气功治疗的气功临床应用专著，将气功与临床实践相结合了。

《诸病源候论》中清楚地指明了导引能够治病，其治疗的原理是"引此旧身内恶邪伏气"（《诸病源候论·养生方导引法·白发候》），即通过练习气功和行气，引出身体中原有的恶气、邪气、毒气，纳入新鲜的灵气、精气。值得一提的是，行气必须加以意念引导，以意领气，若意念强度不足，可能无法顺利引出身体里的寒、凉、邪、毒等病气，强调了意识对物质的反作用。

《诸病源候论·消渴诸病候·消渴候》对习练气功的时机和其他注意事项提出了明确要求："初食后，大饥时，此二时不得导引，伤人。亦避恶日，时节不和时亦避。导已，先行一百二十步，多者千步，然后食之。法不使大冷大热，五味调和。"意思是说：刚刚吃饱饭和非常饥饿时，不适合练功，此时练功会不利于健康；还要注意避免不好的日子，避免在毒太阳下练功，不好的时辰（如风雨雷电、极寒极热）和节令不要练功；练功结束，应适当运动后才可以进食；吃饭时，不能太冷太热，要五味调和，食物的味道太过激烈则不食之。这些练功养生的注意事项，今人习练气功亦当恪守之。

(六)《千金要方》《千金翼方》

唐代著名医家孙思邈著《千金要方》与《千金翼方》，这两部综合性的中医药学巨著，除了对药物和方剂的记载外，还涉及气功养生和服气辟谷养生。

孙思邈在《千金要方·养性》卷中，从"养性""居处法""按摩法""调气法""服食法"等角度，纵论养生之道，在《按摩法》和《调气法》中分别论述了静功与动功。他特别重视静功调气之法，极力推崇彭祖的养生之道："彭祖曰：道不在烦，但能不思衣食，不思声色，不思胜负，不思曲直，不思得失，不思荣辱；心无烦，形勿极，而兼之以导引，行气不已，亦可得长年，千岁不死。"并指出："病有四种，一冷痹，二气疾，三邪风，四热毒。"倘若病人能够安心地调气吐纳、习练导引调气，则病患"无有不瘥也"。而在《千金翼方·养性》篇中，则从"养性禁忌""养性服饵"及中老年人养生的"养老大例"和"养老食疗"的角度，论述了养性、养生和养老的重要性及其方法；在《千金翼方·辟谷》卷中，则介绍了辟谷期间服食药饵及服水的方法。

真正有志于养生者，不在于采用的养生术是否繁多，而在于放下人生中过多的执念，遏止各种私欲，看淡得失成败，荣辱皆忘，凡事顺势而为，顺天应时，不逆时、逆势而盲动。如此一来，则可心神不劳，躯体不倦。彭祖尤其指出：若日常再能加以导引、行气、胎息等养生法辅助，则可达千岁高寿。虽然历史上彭祖是否真实地活了八百岁，现今已不可考证，但这段论述十分在理，值得每一位练功修行或以养生为志的人士参考借鉴，认真践行之。

（七）《保生心鉴》

明代气功养生大家铁峰居士所著的《保生心鉴》，是一部优秀的气功养生著作，此书以中医医理为主线，参考了《素问》《灵枢》等著作中有关导引、养生的论述，配以导引图谱而成，特别强调导引的时机和二十四节令。其中有一段经典的论述："是以仙道不取药石而贵导引，导引之上行其无病，导引之中行其未病，导引之下行其已病。"导引即是气功修行之道。修道者对健康长寿的追求，重在导引而非丹药或砭石。

追求健康和长寿的人们，尤其应当在没有生病、身体健康之时，就开始习练气功，这是习练气功的上策和最佳时机。通过气功练习，可以增强免疫力，保持经络和气血畅通无阻，保持机体健康状态，拒疾病于体外。习练气功的中策，是在未病之时，即身体已处于亚健康状态，但尚未完全形成疾病，没有十分突出的病症表现，此时通过习练气功消灭潜在疾病亦是有效的良方，可较快见到成效，铲除滋生疾病的条件。若亚健康状况长期未得到改善和治疗，最终必然导致形成疾病，当发现疾病缠身、气血已乱再习练气功，最佳时机已经错过，便是习练气功的下策。

当然，有许多疑难病、慢性病甚至危重病患者，在四处求医无门之后，通过矢志精进、刻苦练功，亦可取得显著疗效，很多人甚至获得痊愈。

综合以上古人对气功养生的研究可知，气功具有养生和治疗的双重功效。

古人论述养生气功的著作浩如烟海，诸如《净明宗教录》《云笈七签》《养性延命录》《易筋经》等，不可一一细说。

（八）近现代气功著作

中华气功养生源远流长，一脉相承，传承至今，日益发扬光大。到了近现代，气功学研究和气功应用著述尤为丰硕。

1931年7月间（辛未年五月），年届八旬的气功家王竹林出版了《意气功详解》一书。1934年，董浩著《肺痨病特殊疗养法——气功疗法》。1938年，方公溥出版了《气功治愈验录》一书，他还创立了公溥气功治疗院。同期，中华书局出版了《少林拳秘诀》，里面涉及大量气功知识，作者不详。

1957年，河北知名中医气功师刘贵珍编写的《气功疗法实践》由人民卫生出版社出版。1955年，在政府的大力支持下，创立气功疗养所，刘贵珍与其医务团队通过气功疗法为不少患者治疗疾病，取得了极其宝贵的经验。后来气功疗养所发展成为河北省医疗气功医院。

1983年，陕西科学技术出版社出版了马济人编著的《中国气功学》。

1988年，青岛出版社出版了林厚生著的《气功学》。

1989年，四川大学出版社出版了胡春申所著的《中华气功学》。

1992年，上海科学技术出版社出版了马济人的《实用中医气功学》。

1994年，经济科学出版社出版了解放军海军总医院副院长冯理达将军著《现代气功学》。

1999年，南方出版社出版了林中鹏教授编著的《中华气功学医学基础教程》，此前林中鹏已有多部气功学著作出版。

2005年，中国中医药出版社出版了由北京中医药大学教授、博士生导师刘天君主编的《中医气功学》，该书为全国高等中医药院校规划教材，不断修订和再版，一直沿用至今。

2010年，中国中医药出版社出版了北京中医药大学教授刘长喜著《生态养生诠论》，作者在书中详细介绍了自己创编的蛇行功等养生功法，该书于2011年出版了第二版。

2014年，湖南科学技术出版社出版了湖南省社会科学院生命哲学研究所研究员、高级气功师唐光斌著《首柱养生功》。

2017年，上海科学技术出版社出版了旅日华人学者廖赤阳著、李小青翻译的《老子与气功》。

2020年1月，上海科学技术出版社出版了李照国、刘希茹编著的《汉英气功学大词典》，为气功学的中英文对照翻译做出了贡献。

除此以外，解放军总医院中医气功师、知名康复医学专家黄孝宽，结合多年来的中医气功实践，笔耕不辍，陆续有《医疗养生气功》《气功与防治癌症》《常见病点穴手法图解》《气功与强身治病》等18部中医气功专著问世，并被译成英、法、德、日、西等文字在相关国家出版发行。

中国的气功相关著作可谓汗牛充栋，无法一一详述，以上所举亦为管中窥豹。在政府的支持下，中华气功事业正在造福苍生，惠及万民。

三、气功的功法与流派

中国气功源远流长，历史悠久，博大精深。在其漫长的历史演变过程中发展出了种类繁多、庞杂的功法，各气功流派异彩纷呈。不同的气功流派，除了具有最基础的共通点之外，分别都有所侧重，各有其独到的见解与理念：医学气功侧重于祛病健康、养生保健；儒家气功、佛家气功、道家气功侧重于修身养性；武家气功则侧重于动功，尤其擅长于竞技、打斗、搏击。

（一）医学气功

在中医学历史上，历朝历代许多卓越的医学家同时又都是气功师，深谙气功辟谷之道。春秋时期的扁鹊，东汉华佗、张仲景，隋代巢元方，唐代孙思邈，元代的刘完素、张子和、李东垣、朱丹溪，明代的李时珍，清代的叶天士、吴鞠通，民国的张锡纯、董浩等，医道和气功兼通者甚多。医学气功中的功法很多，古代流传下来的主要传统功法有五禽戏、六字诀等，这些功法已流传了千百年，其流传之广泛久远，足以说明其康复功效和长寿作用十分卓著。

华佗（145—208）受《淮南子》中提到的六种动物动作启发，继承前人的气功思想，构编了五禽戏，又称华佗五禽戏。其中"一曰虎，二曰鹿，三曰熊，四曰猿，五曰鸟。亦以除疾，并利蹄足，以当导引。体中不快，起作一禽之戏，沾濡汗出，因上著粉，身体轻便，腹中欲食"（《三国志·魏书·方技传》），通过模仿虎、鹿、熊、猿、鸟的动作舒展身体四肢、活动关节，达到强身健体、防治疾病的目的。五禽戏难度高，运动量大，是成套动功的先驱，可惜未能流传下来，现在的五禽戏系后人重新整编的。

华佗弟子吴普，自青年时期跟着华佗学习医术，坚持练习五禽戏不辍，"年九十余，耳聪目明，齿牙完坚"（《三国志·魏书·方技传》），精神矍铄，动作灵巧，步履矫健，外表看上去与青壮年人无异。其弟子樊阿，亦坚持习练五禽戏和服食之术，享年百岁有余。

六字诀，由南北朝时期的著名医药家陶弘景（456—536）所创立，陶弘景主张气功健身应动静结合，以静为主，强调呼吸吐纳之功："纳气有一，吐气有六。纳气一者，谓吸也；吐气有六者，谓吹、呼、唏、呵、嘘、呬，皆出气也。"（《养性延命录·服气疗病篇》）此六字诀属服气疗法。

陶弘景还主张，习练气功应"任力为之，以汗出为度"（《养性延命录·导引按摩篇》），即从健康和养生的角度看，习练气功应当不要大汗淋漓，汗出过旺，不利健康。无论从事何种体育运动，皆应当遵从这一原则。

（二）道家气功

中国道学家胡孚琛认为："道学历来将人体看作是由形（躯体结构）、气（生命结构）、神（心理结构）三个层次组成的巨型动态开放系统，形、气、神三重结构不分离才能组成有生命有思想的人，形（肉身）、气（能量流）、神（意识）相分离就意味着死亡。"因而，道家对修丹、修行下足了功夫，探索出了包括呼吸、吐纳、采气、行气、服气、辟谷等许许多多的修行方法。

黄帝是中华民族的人文始祖，历来为道家和医家共同推崇。对于人的生命结构的认识，道家与医家秉持相同的观点：人的生命是由形（身体）、气（能量）、神（意识）三者和谐统一构成的开放系统。形、气、神三者共生于一体，才能称为有生命、有思想、有情感的人；三者若相分离，人的生命便走向终结。因而，在道家修行中，导引、武术锻炼形体，吐纳、胎息是为修炼气，内观、守一用于炼神。

道家气功主张清静无为，重视运用"吐纳""守神"等方式养生。其源头可以追溯到远古时候的广成子、赤松子、王乔等，春秋时的道家祖师——老子（前571—前471）和庄子（前369—前286），以及后世的代表人物诸如葛洪、王远知（509—635）、吕洞宾（798—？）、张三丰（1247—1464）等，皆卓有成就。

老子在《道德经》第二十一章中阐述了禅定开悟的表现："道之为物，惟恍惟惚。惚兮恍兮，其中有象；恍兮惚兮，其中有物。窈兮冥兮，其中有精。其精甚真，其中有信。"道家认为，在气功修行中，只有入静入定、无思无我的状态，才可体验"恍兮惚兮"的极致之境，而在这一状态，才可以真正地悟真、悟信、悟道。

《庄子·刻意》论道："吹呴呼吸，吐故纳新，熊经鸟伸，为寿而已矣。此导引之士，养形之人，彭祖寿考者之所好也。"指出了气功在延年益寿、强身健体方面具有积极作用，且已经为古代先贤所证实。晋代李颐对此注曰："导气令和，引体令柔。"即以呼吸吐纳法与适当运动，舒展躯干，调畅脏腑经气，推动人体阴阳平和，使全身肢体灵活柔软。庄子对气功的这一论述也被后来的《淮南子》所借鉴。

道家气功中的代表功法有华山十二睡功、彭祖导引法、内丹术（即周天功）等。"大周天""小周天"是内丹术中的概念，又指习练气功所能达到的状态和境界。

（三）佛家气功

佛教主张"眼、耳、鼻、舌、身、意"六根清净，也就是要求修禅、修行之人，须高度专注、专一，不可三心二意，才能修成正果。

佛教讲究修持，其气功的特点是以"戒、定、慧"进行身心修炼：在戒律的规范下，通过修行使心止于禅定，进而获得无漏智，即真正的智慧。佛家气功代表功法有禅宗的易筋经、禅定功与密宗的瑜伽等。禅定功俗称打坐，即坐禅。

《佛说阿弥陀经浅释》载：佛陀在世时，看到他的弟弟难陀迷恋美妻，爱慕女色，练功不专，影响修行，就作法让难陀随他上天，观看了天国美女。难陀看到美丽到极致的天女，大为感慨。于是，佛说："将来你要生到这个地方来，你回去要好好用功修行！"难陀尊者回去之后，昼夜都打坐，用功修行，预备将来到天上去做天主，修行目的不端正。后来，他们又一起去考察了地狱之相，难陀尊者这才看破和放下执念，认真地修行练功。

练功、打坐、参禅、禅悟，是佛家修行的基本方式。

相传，佛陀在尼连禅河边的菩提树下，通过七天坐禅终于觉悟。觉悟即悟道，亦是指获无漏智、获得慧观，而得以"六通"（神境通、天眼通、天耳通、他心通、宿命通、漏尽通），即是俗语中的"可与天'对话'"实现"天人交通"和具备很强的特异功能了。

达摩祖师，即菩提达摩，原印度人（一说尼泊尔人），释迦牟尼佛第二十八代徒。在南北朝时期，他自印度来到中国，四处游历、以禅法教人，是佛教禅宗的始祖。北魏孝明帝孝昌三年（527），菩提达摩来到嵩山传扬佛法。后来，达摩在嵩山之西麓五乳峰的中峰上部、离绝顶不远的一孔天然石洞中面壁修行十年（一说是九年），参禅悟法。史称达摩面壁。现在少林寺中还供奉着"达摩面壁影石"，传说是达摩面壁时间长了，石壁上就留下了他的倒影，如隐约可见的水墨画像。

易筋经和达摩甩手功都属于佛家气功中的养生功，相传系达摩祖师为少林寺弟子们强健身体所创。

（四）儒家气功

儒家气功学派的创始人是孔子（前551—前479），孔子父亲叔梁纥身材高大俊朗，博学多才，能文能武，是鲁国的陬邑大夫，与狄虒弥、秦堇父被称作"鲁国三虎将"，是武功盖世的社稷之臣。孔子本人对练功和静修都颇有造诣，称静修为"心斋"。

有一次，颜回向孔子请教，如何游说独断专横的卫国国君，有什么好的方法，孔子让他先做到"心斋"：

回曰："敢问心斋？"

仲尼曰："若一志，无听之以耳而听之以心；无听之以心而听之以气。听止于耳，心止于符。气也者，虚而待物者也。唯道集虚，虚者，心斋也。"（《庄子·人间世》）

后世将孔子作为儒家气功的创始人，除与他的显赫武将军家世不无关系外，更源于他对养生、修行具有独到见解和深厚造诣。儒家气功的特点是以静坐达到修身养性的目的，其代表功法有心斋、坐忘等。

孔子提出"心斋"这一精神斋戒法，并且是"心斋"的最早实践者。孔子认为，"心斋"的主要作用是精神上的斋戒，不以耳听而用心悟，继之用气去感应。耳只能听，心只能思考周围事物之间的关系。只有虚无的气才能接纳宇宙万物，构成天人一体，从而征得虚无空明的心境，这就是心斋。孔子推崇静修，倡导在虚无之气中悟道，从而能获得更多智慧。

孔子对《周易》研究至深，著文十篇释其义，流传甚广，为后世广泛认可，后世人因此亦将《周易》作为儒家的经典代表著作。

《周易·系辞上》提出："一阴一阳之谓道，继之者善也，成之者性也。"阴阳的交融与调和，是天地万物生长之道。气功受此理论影响极大，要求饮食起居应遵从阴阳变化，效仿天地间阴阳二气的运动来调和人体健康，保持人体的阴阳、虚实之平衡。《周易·系辞上》还指出："易，无思也，无为也，寂然不动，感而遂通天下之故。"这里的"无思""无为""寂然不动"正是气功中以静养气的要领所在，也是入静和禅定的理想状态。在这一状态下，则可进入杳杳冥冥、无思无觉之境，从而领悟自然与宇宙、天地、人生之哲理。

颜回在理解了孔子"心斋"的基础上，根据"心斋"发展出了"坐忘"，亦即禅定。《庄子·大宗师》解释道："堕肢体，黜聪明，离形去知，同于大通，此谓坐忘。"什么是坐忘呢？练功修行时达到物我两忘、内外皆无、了无所定的状态就叫坐忘。坐忘既是练功修行的过程，又是练功修行的状态，是过程与状态的统一。

习练禅定功，当习练者全神贯注，将自身的姿势、意念、呼吸完全同步的时候，即可达到颜回所说的"坐忘"的境界。

孟子（前372—前289）提出"修身、齐家、治国、平天下"的主张。"修身"包括修炼身心，注重健康保健，提高道德与精神境界，锻炼思维能力等。

孟子与弟子公孙丑讨论练功修行，孟子说"我善养吾浩然之气"，他对"浩然之气"的解释是："难言也。其为气也，至大至刚，以直养而无害，则塞于天地之间。"（《孟子·公孙丑上》）

孟子将练功所得"浩然之气"理解为"至大至刚"，而"浩然之气"的根本来源"则塞于天地之间"，显然，孟子已经认识到"塞于天地之间"的"浩然之气"，实际上就是广泛存在于大自然中的宇宙能量，但以当时的认知水平，实在难以准确地表述。

老子所述的"道之为物，惟恍惟惚。惚兮恍兮，其中有象；恍兮惚兮，其中有物。窈兮冥兮，其中有精，其精甚真，其中有信"与孟子所说的"浩然之气"亦有暗合之处。

而黄帝老师广成子就直接指出："窈窈冥冥，其中有神；恍恍惚惚，其中有气。"（《外经微言·命门真火篇》）这就将孟子感到难以用语言进一步表达的"浩然之气"，直接表述为气功之"气"。

郭沫若在《王阳明礼赞》中指出："静坐这项功夫，在宋、明诸儒是很注重的，论者多以为是从禅而来，但我觉得，当渊源于颜回。《庄子》上有颜回'坐忘'之说，这怕是中国静坐的起源。"即指明了颜回是"坐忘"和"静坐"的始祖，他在静坐修炼方面有着非常高的道行。

（五）武家气功

武家气功吸收儒、释、道家气功之长，兼顾技击与养生，主张动静双修，刚柔兼济，外炼筋骨皮，内炼精气神。武家气功代表功法有太极拳、少林内功等，其主要侧重于搏击、打斗，强调意、气、力三者合一，即需要同时将运气、意念、力量三者相结合。

现今流行的硬气功多数为武家气功的一种功用。如少林硬功铁布衫，学成后可运气使体表如穿铁甲般坚实，可抵御一定程度的外部暴力击打。此处的"刀枪"仅指冷兵器时期的枪和矛，而非现代武器。

（六）民间气功

民间气功又称俗家气功，其代表功法有八段锦、峨眉十二桩、梅花桩等。过去，多数民间气功功法及其掌门人，都遵循着"传内不传外，传长不传幼，传子不传女"的传统，而隐秘地传授。

八段锦，在中国古老的导引术中流传甚广，对民间气功的发展影响比较大。其兴起于北宋末年，有关文字记载最早见于南宋初文学家洪迈的《夷坚志》。在千百年历史传承中，八段锦逐渐演化为坐八段锦与立八段锦、北八段锦与南八段锦、文八段锦与武八段锦，等等，但万变不离其宗，无论何种八段锦，皆歌诀易记，术式简单。

以上各功法流派并非彼此独立和相互割裂，而是相互渗透，相互联系。从某种意义上讲，气功不同功法之间都是相互影响，相互渗透。因此，各个流派的划分也都是相对的。

世间任何事物都在发展，气功也在不断地发展。随着时代的发展，有不少气功师创立了新的养生气功功法，也取得了很好的社会效益。

其中比较有代表性的是：黄孝宽创立的中华天元养生功，强调"动静结合，天地人合"；刘天君根据《诸病源候论》创编的古法养生《诸病源候论》保健功法；唐光斌创编的首柱养生功，侧重于对头部和脊椎存在的问题进行综合调理，也具有"解除亚健康、祛病延年"的功效。

天健辟谷养生功，由笔者所创编，取"天行健，君子以自强不息"（《周易·系辞上》）之意，喻示着练功需要持之以恒，经久不息，切勿浅尝辄止，方可取得健康之效。这一功法融汇了道家气功、佛家气功和医学气功某些流行功法的优点，将气功养生与辟谷养生有机地结合起来，强调呼吸调整和精炼内气，以达到扶正固本、益气养元、祛除疾病和益寿延年的目的。

天健辟谷养生功的主要内容包括：气功养生基础知识、辟谷养生基础知识、会元功、天健禅定功、天健甩手功、通络功。

经过近二十年针对不同人群和中外病患的持续应用，天健辟谷养生功在调治皮肤病、肝病、高血压、糖尿病、不育症以及许多慢性病、疑难病方面，都取得了显著的功效。

四、气功的养生康复作用

古人认为，人的生命是由精、气、神构成的有机统一体。人的"天真之气，分而言之为精气神。故曰以精为体，以神为用也"（《医宗金鉴·杂病心法要诀·神之名义》）。所谓养生，即蓄养精神，滋养身体，补养气血的总称。

在现代社会中，随着电子时代和网络技术的发展，先进的科技产品如手机、电脑等不断问世，使得人们的工作、生活节奏越来越快，给许多人的精神和心理带来无形的压力。"职场如战场"的理念使得人与人之间的竞争愈发激烈，导致许多年轻人对职场、对人生产生了无形的恐惧和忧虑，面临的生存压力越来越大。

许多年轻人长期精神紧张，身体板滞，浑身肌肉紧张，组织僵滞，终日身心疲惫，生命活力下降。而身体的紧张反过来又加剧了精神重压。人的情绪长期遭受压抑，精神受到无形摧残，心理压力长期得不到释放。如此恶性循环，使得年轻人的任督二脉缓慢阻塞，气血不畅，经络不通，高血压、糖尿病、心脏病、颈椎病、腰椎病等传统上属于中老年人的疾病，正在慢慢地向年轻人侵袭。

许多退休的老年人不擅长或者不喜欢进行户外体育锻炼，长期习惯于安逸的生活，久而久之，时常感到身体肌肉板滞，腰酸腿疼，血压不稳，浑身乏力，气血不畅，各部器官的功能持续下降，骨质疏松，精气神明显不足。

随着经济和社会的发展，越来越多的人，开始关注健康，对保持健康的需求愈发强烈。养生气功不啻为理想的健康选择。社会大舞台为普及气功养生技术提供了环境条件，气功养生范围十分广泛，既能强身健体、防患于未然的治未病，又可以调理祛病，解决一些中西医都难以治愈的疑难杂症。

（一）可使人耳聪目明，老者复壮，壮者益治

《素问·阴阳应象大论》论述了七损八益，七损即身寒、汗出、身常清、数栗、寒、厥、腹满死等7个症状，谓之"阴胜"；八益是指身热、腠理闭、喘粗、俯仰、汗不出而热、齿干、烦冤、腹满死等8个症状，称之"阳胜"。接着又指出："知之则强，不知则老，故同出而名异有耳。智者察同，愚者察异，愚者不足，智者有余。有余则耳目聪明，身体

轻强，老者复壮，壮者益治。是以圣人为无为之事，乐恬惔之能，从欲快志于虚无之守，故寿命无穷，与天地终，此圣人之治身也。"古代圣贤对养生的阐释非常精到，知晓七损八益的规律，有益于健康长寿，习练养生气功同样具有这样的积极作用。

圣人"为无为之事，乐恬惔之能"，智慧的养生者在日常生活中，应注重心性修养，尽可能地保持心神恬淡，做到遇事淡定从容，泰然处之，不争夺，不着急，更不发脾气。而"恬淡虚无"便是为了让生命顺应天道、合于天数，走近天人合一，才能达到健康长寿的目的。如此，只要气功修炼到一定境界，就可在一定程度上达到"返老还童"的效果。

（二）可治疗诸多常见病

《诸病源候论》记载了287种气功导引术，通过练习这些导引法，书中记述的1739种疾病都可得到治疗，甚至治愈。

南宋得道高人白玉蟾（1194—1290）著《紫清指玄集》谈到了气功的作用为"初修丹时，神清气爽，身心和畅，宿疾普消"，当习练气功达到一定境界，即可让人感到神清气爽，身心平和、舒畅，在练功修行的过程中，体内的多年老病、沉疴痼疾也会逐渐痊愈、消失，初学者的祛病康复效果尤为显著。

气功外气可以治疗多种疑难疾病，这在国内外早有定论。在印度也有瑜伽师发功，成功治愈心脏病、糖尿病等疾病的报道。多年来，中国气功界经过不懈地探索，将气功外气运用于肿瘤、心血管疾病、神经系统疾病、代谢性疾病、免疫系统疾病、肌肉骨骼系统疾病、结石等的治疗中，其中亦不乏外气治愈实例。

冯理达将军在其所著的《现代气功学》中描述：中国海军总医院气功科研组在冯理达将军带领下，"用微生物学普遍承认的经典方法，来进行外气对离体的细菌（大肠杆菌、痢疾杆菌、金黄色葡萄球菌、白葡萄球菌、绿脓杆菌）生物效应的检测。经过了一年多的近千次的试验，证实了气功外气对离体细菌有抑制作用。同时经过4个医院的检验科的检验得出了同样的结果。在电子显微镜下观察到气功外气不但影响菌本身膜的变化，同时有的肿胀，有的菌膜破裂，甚至溶解。"由气功师对100例HbsAg（乙型肝炎表面抗原）为阳性的血清进行发放外气的试验，发现在外气发放12分钟后，有76例血清样本的HbsAg滴度均有不同程度的下降，24例未有变化，转为阴性者19例。

冯理达将军主持的这两项试验证明，无论是病毒性疾病还是细菌性疾病，气功外气都有很好的消杀作用。

中国中医科学院北京西苑医院气功科孙绪伦医师利用气功治愈直肠癌、肝癌、乳腺结节、心脏病等多例，"只用气功治疗，短期内取得了突出疗效，这是其他疗法所不能比的。"

气功史学家、知名中医气功师马济人（1928—1995）在20世纪80年代出版了《中国气功学》，后经修订更名为《实用中医气功学》再次出版。书中论述了医学气功可用于治疗虚劳、不寐、晕眩、心悸、消渴、积聚、便秘、胃脘痛、腰痛、背痛、胁痛与肺痿等中医常见病症。运用医学气功可以治疗的临床疾病包括：胃溃疡、胃下垂、慢性胃炎、胃黏膜脱垂等胃部疾病；肺结核、支气管哮喘、慢性阻塞性肺气肿、矽肺等呼吸系统疾病；慢性肾炎、遗精、阳痿等肾脏系统疾病；妊娠高血压综合征、慢性盆腔炎、子宫脱垂等妇科疾病；青光眼、近视等眼科疾病；肿瘤，包括恶性肿瘤（癌症）；还有习惯性便秘、慢性肝炎、高血压、冠心病、糖尿病、神经衰弱、急性阑尾炎、肥胖症等疾病。

以上疾病通过习练气功或者接受气功外气治疗，都能在不同程度上获得显著疗效，甚至彻底痊愈，而且通过气功锻炼治愈恶性疾病的成功案例也并非少数。

（三）治疗不孕不育症

长期坚持习练气功，还可以治疗甚至治愈男女不孕不育症。这是因为"肾之气必假道于任督，二经气闭，则肾气塞矣。女不受妊，男不射精，人道绝矣。然则任督二经之脉络，即人生死之道路也"（《外经微言·任督生死篇》）。

《外经微言》还指出：任督二脉不通畅，男子则患疝气，女子便生瘕症（相当于现代医学的子宫肌瘤等），严重者还会伴有其他生殖系统的病症。

《外经微言·回天生育篇》认为，若任督二脉长期堵塞，则"男子不能生子者，病有九。女子不能生子者，病有十也"，即男性一般表现为精寒、精薄、气馁、气郁、痰盛等，女性则表现为宫寒、脾胃冷、带脉急、肝气郁结等症状。

任督二脉是人的生死之道路，由此可知任督畅通的重要性非同一般。倘若育龄男女任督二脉闭塞，气血不畅，男子则易阳痿、不射精，精子成活率低；女子则不受孕，易患子宫肌瘤，即使受孕了，也容易发生死胎、流产现象。时下，许多不明原因的不育不孕症，与出行过度依赖车辆、电梯，缺乏足够的运动锻炼造成任督二脉闭塞亦相关。

李时珍《奇经八脉考》载："任督二脉，人身之子午也。乃丹家阳火升降之道，坎水离火交媾之乡。……人能通此两脉，则百脉皆通。……鹿运尾闾能通督脉，龟纳鼻息能通任脉，故二物皆长寿。"[①]可见，任督二脉是否畅通，直接决定着人的生殖功能之强弱存废。

---

① 鹿运，意指练功时意想、效法鹿奔跑时轻盈敏捷、脊椎涌动之姿，有助督脉气血通畅；另，华佗五禽戏功法中有鹿奔势。尾闾，尾闾穴即长强穴。龟纳，龟呼吸时气息悠长，指练功时像龟一样呼吸。鼻息，以鼻呼吸，应特指腹式呼吸。

李时珍还提出了练功与经络的关系是"内景隧道，唯返观者能照察之"的观点。任督二脉是否畅通，气功习练者可以仔细体察。

从婴儿出生开始，任督二脉是畅通的，精神体（相当于物质意义上的灵魂）与宇宙的联系非常紧密且顺畅。随着年龄增长，不可避免地受到各种规律、规则的影响，逐渐滋生出自私、贪欲、怨恨、妒忌、焦虑等不良情绪，会养成暴饮暴食、作息不规律、酗酒的陋习，一些人还会沾染上赌瘾、网瘾、烟瘾、酒瘾、毒瘾等，对健康产生极大的负面影响，导致任督二脉闭塞不通，降低人的灵性。而灵性一般是指天赋的聪明才智和认识宇宙、认识自然界，获得顿悟的能力。

通过习练气功可以治愈多种疾病，促进人体气血通畅，疏通经络，打通任督二脉，改善和祛除不孕不育症。

2012年，《中国民间疗法》发表了河南省驻马店市中心医院气功医师郭现军《气功治疗男性不育症92例》一文，文中报道了其利用气功对患有不育症的92例患者进行治疗，取得了比较好的疗效。

在练习天健辟谷养生功的学员中，也有多例男性不育症患者经过3至6个月认真练功和按要求辟谷后，配偶先后怀孕并诞下健康宝宝。目前，尚未遇到有女性因不孕而求助者。

（四）防治"三高"和糖尿病

通过练习气功，进入自然的服气辟谷状态，可有效防治高血糖、高血压、高血脂等病证。

上海高血压病研究所的专家邝安堃纵向研究了204例高血压病患者，将他们随机分为习练气功组（104人）与对照组（100人），并进行跟踪调查近二十年，得出的研究结果十分震撼：在这二十年中，所有患者脑卒中（脑梗死、中风）病死率，习练气功实验组为11.5%，而在不练气功的对照组则是23%；所有患者累计总病死率，习练气功实验组为17%，而对照组则高达32%。两组数据中，对照组死亡率都比习练气功的实验组高了将近一倍，习练气功与否的区别一目了然。此实验研究表明，气功有增强机体自我调整控制机能，缓解多种心脑血管危险因子不良影响的积极作用。

坚持习练气功，并有效地与服气辟谷相结合，不但能让相关指标较快地恢复至正常范围，还可以让体内的胰腺得到充分的休养与修复，有益于胰岛功能与胰岛素分泌的恢复，从而预防和调理祛除糖尿病。

天健辟谷养生功将气功与服气辟谷有机结合，在为患者祛除三高、调理糖尿病等方面，同样取得了很好的成绩。

（五）有助于抗癌、克癌

肿瘤分为良性肿瘤与恶性肿瘤，恶性肿瘤又根据不同的组织来源分为癌（如肝癌、肺癌、胃癌）与肉瘤（如骨肉瘤、脂肪肉瘤、淋巴肉瘤）等。

古代中医学典籍称之为"息积""积聚""石疽"等。目前，广义上的"癌症"即是指恶性肿瘤，其中也包含白血病、霍奇金病等不能确定来源的恶性肿瘤。对于癌症，现代医学尚缺少有效的治疗手段。

《素问·奇病论》指出：治疗息积需"积为导引服药，药不能独治也"。在《诸病源候论》的养生方导引术中，也介绍了治疗积聚的方法："以左足践右足上，除心下积。""端坐伸腰，直上展两臂，仰两手掌，以鼻内气闭之，自极七息，名曰蜀王乔。除胁下积聚。"以导引气功术治疗恶性肿瘤，即癌症，古人已经进行了大量的尝试和应用，在《云笈七签》《保生秘要》等典籍中也多有阐述。

自1970年以来，许多医学科研机构和气功组织一直在开展气功治疗肿瘤的研究，四十多年来有不少研究成果。

解放军总医院中医气功科主任医师黄孝宽应用气功治疗癌症取得了较好的成效，其在《气功与防治癌症》一书中，将经验进行了总结和推广。

海军总医院冯理达及其科研团队，进行了长期气功外气抗肿瘤研究，结论是：①气功外气对人体宫颈癌细胞、胃腺癌细胞具有明显的杀伤或抑制作用。②气功外气具有直接抑制小鼠肿瘤细胞生长的作用。

上海市气功研究所郑荣蓉等人通过《气功综合疗法治疗晚期恶性肿瘤100例疗效观察》一文报告：经过5年追踪统计，发现习练气功6个月就有显著康复效果，而且练功时间越长康复效果越显著，并能显著延长患者生命。例如，肺癌组练气功12例，1年存活率为83%，5年存活率为17%，对照组平均为7%；胃癌组练气功18例，1年存活率为63%，5年存活率为20%，平均生存期为20.7±3.8月，对照组平均为3.2月。

河北省秦皇岛市的某气功康复中心自1998年3月至11月，通过智能气功对740名恶性肿瘤患者进行治疗，治疗结果显示：恶性肿瘤治愈率为5.95%，显效率为18.11%，总有效率达97.98%（治疗结果判定："自觉症状基本消失，查体无阳性体征，实验室检查项目正常"判断为治愈；"自觉症状基本消失或明显好转，查体无明显阳性体征，有关实验室检查肿瘤缩小1/2以上，或化验指标接近正常"判断为显效；"生命期延长，自觉症状减轻，精神好，食欲增加，体格检查和有关实验室检查略有改善"判断为有效）。

国内外也有许多气功治愈癌症的个案报道，可以认为，中医气功对于治疗肿瘤、甚至是晚期恶性肿瘤，确实具备一定的独到之处。

中国古人几千年流传下来的服气疗法——辟谷，是肿瘤的天然克星。患者通过习练气功进入服气辟谷状态后，自然而然地中断进食，人体依靠食气，即吸收宇宙能量维持正常的生命活动，保持健康细胞的正常运转，抑制肿瘤生长，化解增生组织和肿块；而原本快速增长的癌细胞因为得不到营养而缩小、枯萎，最终消亡，从而逐渐恢复健康。

除了生理因素，心理原因在癌症致死因素中也占据不小比重。因此，采用气功与服气辟谷抗癌克癌的效果，与个人意志力密切相关。

在此寄语那些希望应用气功和辟谷抗癌克癌的人，一是要意志坚强，将生死置之度外，拥有强烈的战胜疾病的意志和定力，以积极的心态对待生活；二是练功需认真，如果身体健康状况和体力精力允许，应逐渐提升练功力度和强度，并不断地精进；三是应持之以恒，不可敷衍了事，倘若抱持投机心理、三天打鱼两天晒网，是不可能取得好效果的。

意念调度真气攻克病灶，在气功抗癌克癌中具有积极作用。明代曹士珩在《保生秘要》中就提出了通过气功治疗痞块时的意念方法："注脐发运，患处撒散，或想刀劈破气块，推之四旁，又灌火烧之……"即意守下丹田，之后向患处运气，意念患处的邪气散失，或想象真气如刀，劈破痞块，推至身体四周，或想象真气如火般烧熔痞块。

　　需要注意的是，气功虽对防治肿瘤十分有效，但受患者自身意志力、持久力、心理等因素的影响，并非所有癌症患者都适合练习气功，也并非所有癌症患者都适合练习某一特定功法。

　　从中医理论上讲，气功治疗范围广。从气功实践上讲，由于人的心理、性情、体质、病况、心态、恒心、意志力等方面的个体差异巨大，不同的人应用气功治病的效果也有很大的差异。因此，气功疗法不能做到包治百病。怀疑猜忌者，对气功的康复作用和辅助治疗作用心存疑问，抱着试试看的态度，练功的时候心不在焉，意马心猿，观望猜疑，神不守舍，貌合神离，即使勉强练功，根本无从做到三调合一，有无康复效果也就不言而喻。

　　马济人在《实用中医气功学》中指出，有三种情况不宜进行气功治疗：

　　一是不适合练气功的病症，如有精神病史、有受精神病遗传可能者和某些严重的神经官能症。

　　二是所患疾病虽然适合练功，但性格太偏内向、好奇心太重，会钻牛角尖儿的人。

　　三是性格不稳定，喜欢自作主张，擅自改动功法者。

五、气功习练原则

中医学传统生命观认为：人由形、气、神三个要素构成，植根于天地之中。形是指身体、躯体；气则是指体内的真气，也就是能量；神指的是人的精神，也可理解为人的精神体；天地人休戚与共、互相影响、互相依存。

《淮南子》中指出："夫形者，生之舍也。气者，生之充也。神者，生之制也。"形即身体，身体是生命的居所。人体内的真气，是充实生命、让生命充满活力不可或缺的能量。神，是生命的根本。精、气、神是生命最基本的三要素，也是生命最重要的机制，相互制约和控制着人的生命运动。

修行练功，就其本质来说，是对身体与心灵的锻炼。具体而言，习练气功有如下几点要求需要做到。

（一）三调合一，松静自然

习练气功需要坚持做好调身、调息、调心，进入三调合一的状态。三调合一既是一种高度专注的练功状态，也是一种修炼境界，是气功习练者真正进入气功态、感受气感与提升功力的前提。

调身，古人也称之为调形，指调整动作和姿势，其中包括习练气功的预备姿势、气功招式与收功势等。

调息，即指调整呼吸。恰当地调整呼气、吸气与屏气的节奏，使之与招式动作合一，是练功强身和辟谷强身的不二法门。自古以来，呼吸在练功与辟谷中，都占有重要地位。

呼吸的方法很多，日常生活中人们一般使用的都是自然呼吸法，而练功修行者通常需要调整呼吸，进行与修行相适应的呼吸方法训练，方可逐渐进入练功修行和服气辟谷的佳境。

调心，古人亦称为调神，包括调整心态、情绪、意念以及思维。调心是入静与运气的基础。

那么，如何才能做到"三调合一"和松静自然呢？下面举例说明。

马济人《实用中医气功学》载："1985年9月汉城亚运会上，我国的射击队，为了对抗外界和现场环境的各种干扰，争取打出高水平，也普遍采用了意守丹田，腹式呼吸，心理定向等气功锻炼方法，稳定情绪，高度集中注意力，从而提高了竞赛成绩。……射击选手邱波，以前射击的最大毛病是精神不集中，他练了气功后，自我控制能力有了明显提高。"邱波在这次亚运会上，一举夺得射箭金牌。

阿旁在采访文章《赵国瑞的"意念功"》中写道：中国射击队前任总教练赵国瑞同时又是"全国优秀气功师"。赵国瑞认为，习练气功时"意守丹田"和"似守非守"与射击所需身心状态是一致的。他将"意念功"运用到射击运动员的训练和比赛中，以调整运动员的心理状态。赵国瑞担任总教练多年，中国射击队"气功的操习与应用已被列入心理训练的范畴并收到了应有的成效。"并培养出了许海峰、王义夫等著名射击运动员。

古书《列子·汤问》中，记述了一个叫纪昌的人学习射箭的故事：

甘蝇，古之善射者，彀弓而兽伏鸟下。弟子名飞卫，学射于甘蝇，而巧过其师。纪昌者，又学射于飞卫。飞卫曰："尔先学不瞬，而后可言射矣。"

纪昌归，偃卧其妻之机下，以目承牵挺。二年后，虽锥末倒眦，而不瞬也。以告飞卫。飞卫曰："未也，必学视而后可。视小如大，视微如著，而后告我。"

昌以牦悬虱于牖，南面而望之。旬日之间，浸大也；三年之后，如车轮焉。以睹余物，皆丘山也。乃以燕角之弧，朔蓬之竿射之，贯虱之心，而悬不绝。以告飞卫。飞卫高蹈拊膺曰："汝得之矣！"

以现代白话文来描述就是：中国古代曾有位名叫甘蝇的弓箭手，其射技已达到不射之射，可谓炉火纯青。有时候，甘蝇甚至不放箭，只是张开弓再释放，但听"嗖"的一声虚射，野兽受惊吓随之倒地、飞鸟受惊从空中坠落。甘蝇有位徒弟名叫飞卫，青出于蓝而胜于蓝，飞卫的射技胜过甘蝇。后来，一位叫纪昌的人拜飞卫为师，向其学习射箭。

飞卫告诉纪昌："你先学会在一段时间内不眨眼睛，之后咱们再说射箭的事。"纪昌回家后，便躺在妻子的织布机旁边，目不转睛，专注地盯着妻子手中的织布梭，目光随着织布梭飞快地移动着。如此练习两年之后，即使以锥子对准纪昌的眼睛刺去，他都能目无闪躲，不眨眼睛。

纪昌向飞卫报告了他的学习成果，飞卫答道："你还要掌握'看'的本领，将小东西看得很大，将微小的东西看得十分显著，那时候你再来。"于是，纪昌便用一根牛尾毛拴了只虱子，挂在南边的窗户上，每日都坐北朝南盯着这只虱子练习看功。十日后，纪昌感觉虱子就像在水里浸泡过的胀大；三年之后，虱子在他眼里仿佛车轮般大。这时，他再看其他东西，都有小山丘般巨大。纪昌领悟了老师的用意，便找来北方的牛角制作弓箭之弧，又用北方坚硬的灌木削成了箭杆，弯弓搭箭向虱子射去，飞箭正中虱心，而牛毛并未被射断。

纪昌将此事告诉了飞卫，飞卫听后，高兴地跳了起来，拍着纪昌胸脯说："你学到了射箭的真谛！"

纪昌从瞄准到射箭，处在一种高度专注的、身心息三调合一的状态，便获得了成功。纪昌学射这个故事，对学习气功养生、辟谷养生的人，有着极为深刻的启示：

第一，要想学有所成，试图依靠独自揣摩，通过闭门造车，就想掌握绝技，是不可能的。

第二，学习技艺首要的是访名门、拜良师。良师传道受业解惑，庸师误人子弟。对于气功养生和辟谷养生来说，入门须正，因为事关祛病和健康，拜师的重要性尤为重要。

第三，学习技艺要有恒心。纪昌耗时五年盯看织布梭与虱子，专注于习练看功，斗转星移，严寒酷暑，志坚如铁，毫无动摇，其持久的决心令人惊叹。我们习练气功立志须高，更要锐意精进，坚定、认真、持之以恒，切不可朝秦暮楚，三天打鱼两天晒网，久之非但一事无成，恐将自废功力、前功尽弃。

第四，学习和掌握真正的技艺，需要获得家人的支持。在家庭里，有支持学艺、支持练功的良好氛围和学习环境，是非常重要的。纪昌学艺的五年时间里，其妻没有冷嘲热讽，没有从中阻挠，没有频繁地催促他去狩猎、去经商、去耕种土地，也没有逼迫他去谋求功名。妻子的坚定支持，五年的恒心坚持，终于成就了一代射箭大师。纪昌有一位非常支持自己事业的妻子。

运动员射击、纪昌学射都属于射击技术。习练气功和学习服气辟谷，都属于祛病养生技术。其内在要求都是相通的，务须做到"眼、耳、鼻、舌、身、意"六根清净，自然专一，心意合一，三调合一，才能领悟其中之奥妙，一步一步扎扎实实地接近学问的真谛。

(二) 以意领气，以气领功

气功是调身、调心、调息高度统一的身心锻炼技能，是在人的意识支配下，以呼吸引领的肢体运动，具有强身祛病、益寿延年的作用。因此，气功练得好，功力提升得快，欲实现祛病健身的目的，必须既要练身，又要练意（心）、练气，并达到身心气有机统一。

正确的意念和意识在练功中非常重要，学会应用意念是练功中非常重要的一环。魏玉龙在《中医气功实训教程》中写到："人的意识集中部位的血液循环量可以增加30%左右，皮温也明显上升。"

唐代诗人、道学家施肩吾（780—861）有诗云：

气为添年药，心为使气神。

谁知行气主？便是得仙人。

诗中"心"指意念、思维，"使"指驱使、调度：真气与能量是能够让人增寿延年的灵药，思维与意念是调度体内真气的驱动力。"行气"，又称运气，即将真气与能量运行至身体病变部位和病变器官以进行治疗，或是将真气行遍周身脉络，从而强身健体、抵抗百病。施肩吾认为，知晓调度真气，掌握了行气运气方法，便是得道之人，可算得上是半仙了。"得仙人"则是指参透世事、与世无争、身心健康、安度天年的人。

北宋张君房在《云笈七签》卷五十七《服气精义论·服气疗病论》中，简明扼要地阐述了气功和服气辟谷疗法的实质："以我之心，使我之气，适我之体，攻我之疾"。这与施肩吾功夫诗的含义异曲同工。

间隔着200年的时间，施肩吾和张君房先后明确地告诉我们：意念和思维都是气的主使，意念在先，气跟随意念而动，以意领气，以气领功，躯干和肢体随着气而动，方可达到行气于周身的目的。

在整个练功过程中，熟练运用意念，把握呼吸节奏，带动身躯和肢体的运动。将身体重心意念放在下丹田部位，使身体稳如泰山。

（三）练功修德，养神养性

老子曰："人有顺逆之气生于心，心治则气顺，心乱则气逆。心之治乱在于道。得道则心治，失道即心乱。心治即交让，心乱即交争，让即有德，争即生贼。有德即气顺，贼生即气逆。气顺则自损以奉人，气逆则损人以自奉。"（《通玄真经·卷第四·符言》）人的气血有顺有逆、有治有乱，关键看我们遇事能否保持一颗平常心。对于中老年人来说，人之将老，理应无欲无求、无私无争，保持心境平静，则气血顺畅。而拥有一颗平常心的关键，又在于能否领悟"道"并得之护佑，若不能领悟和掌握"道"，则心乱，气血亦乱。拥有平常心，则可遇事礼而无争，反之则会相争而不让。礼让即是道德，就会气血顺畅，就会不利己而利人；争夺就会自私和取辱，气血就会不顺畅，遇事就会首先利己而不利人。老子这段话，对每一个通过练功和服气辟谷追求祛病健康和长寿的人，都是很好的启示。

《礼记·大学》云："物格而后知至。"习练气功，应当首先认真研究气功理论，招式动作尽量准确到位。既知其然，又知其所以然。气功是一门身心同修的学问，除了讲究动作标准到位，还要更多地讲究修心养性，澡身浴德。功力水平和功法决定下限，品性道德决定上限。因此，最终气功能达到何种水平，功夫全然在题外。

德为先，品为高。将道德置于心中首位，无论发生什么，都应当从厚德仁爱的角度看待问题，遇事看开，看淡矛盾，不着急，更不生气，淡泊名利。先修身养性，后修道立德。

君子怀仁，小人怀柔。君子以仁慈之心善待万事万物，善待他人，并宽于待人，严于律己。而小人总是善于玩弄阴柔之术，做人做事两面三刀。练功修行者应当远小人、近君子、做君子，以求功力的不断增长。

道法自然。人法地，地法天，天法道，道法自然。言行举止符合天道，生活起居与自然、与天地万物融为一体，衣食住行与运动锻炼顺应一年四季的时令变化。

常有年轻人喜欢冬天在室外仅着短衣裤进行运动，而另一些年轻人则长期不运动、成天守在电脑前工作娱乐，这些习惯都违背了自然规律，不符合养生之道。

对于练功者来说，道法自然还有一层含义，即练功修行时，不可墨守成规，应根据春夏秋冬、风雨雷电、阴晴雨雪等气象和环境的变化，适时调整练功的时机和时间。

孔子在《论语·为政》言："六十耳顺，七十从心所欲，不逾矩。"人到六七十岁后，人生的辉煌时期已经过去，成败功过均已成为过眼云烟，是非曲直，流言蜚语，均应当任其随风而逝。当道德修养达到较高境界时，就不会做出逾越老龄规律的事情。

锻炼定力。习练气功，必须拥有足够的定力。完善自身道德品行，放弃恶念，多思善行，弘扬美德，多行善举，让生命之花自由绽放，让生命自然的充满爱和活力，从而帮助习练者练习定力。

多行善、绝恶念为何可帮助修成定力？道理十分简单：施恶扰神，行善静心；恶事损节，善事积德。

当一个人做错一件事，或与他人发生矛盾时，心里往往会忐忑不安，或者连续多日甚至多年责备自己，或是担心对方来找自己算账，长期担心焦虑，不得安宁。此时当然没有定力，也无法安心练功，更谈不上修行。

反之，具有高尚品德，遇人以礼，遇事谦让，时时处处与人为善，恰当妥善地处理家人、同事、邻里、亲朋等各种关系，每天生活在快乐之中，感受到自己生命对他人的意义。为人不做亏心事，半夜不怕鬼敲门。每天都沐浴在轻松愉悦和坦荡磊落之中，练功时自然而然地成就定力，提升自己的功力，提高健康水平和益寿延年。

古代修行者和现代许多佛家、道家人士，穷其一生，隐居深山苦修，获得觉悟者，参悟宇宙真谛和人生真谛，修成正果者不乏其人。这种刻苦修行的精神，值得人们学习。

（四）练功忌宜，了解充分

古人曰：凡事预则立，不预则废。做任何事情都要精心准备，认真筹划才能成功。练功前，也要做好必要的准备工作。

一是调整好心理和精神，将可能影响自己心情的事儿都抛开，使自己进入松静自然的状态。练功中，要注意保持心态平静，做到心外无物，摒除胡思乱想等杂念，避免诸事扰心，不要被意外事件如锣鼓、鞭炮、喧哗、鸣笛等噪声扰乱练功进程。

二是根据自己的体质状况，决定练功时间长短，以不觉得累、不出大汗最为养生。练功后，无论年龄大小、体质如何，都应当以感到周身舒适、神清气爽、心情舒畅、精神愉快为宜，全身肌肉变得柔软而富有弹性，各部关节十分轻松舒适，这是脉络和气血畅通带来的外在反应。

三是循序渐进增加练功时间和练功量，当然也不要无休止地大幅度增加。

四是当室外环境潮湿、寒冷、炎热的时候，应以室内习练为宜，尽量不在狂风暴雨、雷鸣电闪、大雪纷飞的天气练功。练功中遇有剧烈闪电、雷声和突降暴雨时，可不慌不忙地收功，做好收功势后进入放松状态。未完成的部分，可于风雷雨雪停止后接续练习，或重新开始练习。

五是着装要宽松舒适，以穿着透气性好的运动服装或者传统中式练功服为佳，自然放松，可适当地先行小幅度活动一下四肢、腰肢，做一下深呼吸或腹式呼吸，以利于进入松静自然状态。

六是练功前不宜过饥，也不宜过饱，以轻松自然舒适为度。练功结束若觉得有些饥饿，则要稍事休息，待全身放松后，方可进食。

七是练功前让体温保持自然状态，不在沐浴后立即练功。练功结束后，若身体出汗，须稍事休息，待周身放松、汗水消失后方可洗热水澡或者用毛巾擦干，不宜用冷水洗手洗脸，避免引发皮下和肌肉中的毛细血管突然间剧烈收缩。

八是合理选择练功时间。古人生活在相对原生态的自然环境中，因而对练功的时辰很有讲究，甚至还创立了"子午流注理论"，今人无论生活在城市还是乡村，居住环境已经有很大改善，冬季有暖气，夏季有空调，改变了居住环境，对练功时辰也不宜泥古。

九是合理选择练功方向。一般以顺应地球南北极磁场的走向为宜，也可以面向太阳的方向，室外练功时应顺应练功场地的走向，室内练功则以顺应房屋主要朝向为宜，总之以感到舒适自然为原则。

（五）贵在专注，轻松进取

现代练功者往往以亚健康人群为主，还有许多人患有各种疑难病、慢性病。寻求康复应该以练功、合理休息和膳食营养合理搭配结合起来，有些疾病也要与中西医治疗调理相结合，保持乐观情绪，避免情绪波动，保持足够睡眠，以期战胜疾病，恢复健康。

练功时贵在专注，这是谋求气功养生的关键，也是祛病康复的关键之一。其一是要选择适合自己的功法，勤学苦钻，矢志学习。其二是练功不能虚于应付，不投入、不专注，将会一事无成。其三是切勿对功法挑三拣四，更忌为道听途说所动摇而频繁变换功法，朝三暮四，见异思迁，今天想丢弃这个功法去学另外功法，明天否定那个导师去追求这个导师，到处拜师，却又经常自我否定，其结果是到处皆无其师。其四是忌多种功法混练，否则有害而无利，很难达到祛病健康之目的。

练功过程中，注意做到身心轻松，不断进取。除了一招一式动作到位以外，还要力度适中，轻柔自然。每一套功法习练中，都应当设立一个小目标，善于挑战自我。比如肢体活动受限的人，练功时克服骄娇二气的影响，应当不断地做到小幅渐进，努力挑战受限的肢体活动能力，才能渐渐增强和恢复肢体正常功能。

（六）筑牢基础，稳步提高

世上的练功者，绝大部分都是带病练功，最初均以谋求祛病健康为练功目的。气功有祛病作用，通过练功治病祛病本来无可厚非。

实践中经常发现，有许多在医疗机构无法治愈的患者对练功的认识不够端正，忽略筑牢基础的重要性，不能正确地认识气功的祛病康健作用。主要表现在：

一是急功近利，急于求成，带有投机心理，过于追求疗效，希望可以短期内将顽疾、绝症迅速治愈。

二是某些指标出现波动或效果较慢，便疑神疑鬼，神不守舍，甚至心急气躁。

三是练功时思维飘浮不定，意志不稳不坚，旁骛过多，这样非但无法筑牢气功基础，更谈不上有理想的效果。

四是一旦取得显著疗效，就放弃练功，致使功力倒退甚至完全丧失，进而旧病复发。

练功者应当端正认识，懂得既然疾病在医疗机构难以治愈，甚至无法治疗，就充分地说明疾病确实存在着治疗难度和康复难度。

虽然有很多患者通过较短时间的练功，病情很快突变痊愈。但对于大部分患者来说，练功祛病是一个长期坚守的过程，试图通过短期努力便可高奏凯歌是不现实的，大多数人需要付出艰苦的努力，才可以有理想的收获。因此，练功的时候，务必做到心安、气定、神闲，既来之则安之，踏踏实实，稳打稳扎，心若磐石，志坚如钢，从筑牢基本功开始，踏踏实实地走好每一步。

（七）养成习惯，终生坚持

《周易·系辞上》曰："天行健，君子以自强不息"，"地势坤，君子以厚德载物"。无论任何人，只要能称得上是君子，他首先应该是一个健康、智慧、正派、向善和知识渊博的人，健康是第一位的要素。

德国哲学家、革命家恩格斯说："人们首先必须吃、喝、住、穿，然后才能从事政治、科学、艺术、宗教等等社会活动。"（《在马克思墓前的讲话》）人的健康是第一位的，无论是青年人还是中老年人，概莫能外。吃、喝、穿、居等基本生活条件是维持健康的第一需求。吃喝失度，居住不当，穿着不慎，各种各样的疾病就会随之而来。长期坚持练功，不但为自己的未来积累健康资本，确保生活质量，还可为家人解除不必要的精神负担和经济负担，将可能发生的疾病痛苦、经济开支减轻到最小化。

翻开中国气功发展的历史，许许多多的佛教、道教高僧大德、中医药大家都是终生修行，毕生练功，合理安排服气辟谷，享年100岁左右的人比比皆是。

古人曰：天道酬勤。人在青年时期的健康不能确切称之为健康，到了晚年依然健康才是真正的健康，才可以笑傲人生江湖到最后。为了后半生和晚年的健康，人们理应养成好的习惯，每日晨起，终生坚持练功，到了晚年，健康则可大葆。

长期坚持练功，固气养元，身心舒畅，维持健康的体魄，既可以抵御百病，远离病痛的折磨，节省医药费开支，减轻家庭经济负担，不给儿女带来精神压力，还有更多的时间去实现自己尚未达成的人生目标，弥补人生的缺憾，亦有利于照顾家人生活，促进家庭和谐。

六、练功反应

练功对人的气血经脉具有良好的调节作用，从而促进人体健康。《灵枢·逆顺》指出："气之逆顺者，所以应天地阴阳四时五行也。脉之盛衰者，所以候血气之虚实有余不足也。"习练气功的过程中，人体之气血顺逆，经脉之盛衰，会得到及时调整。在这个调整的过程中，许多练功者会产生一些特殊心理感受、生理感受，机体方面也会有一些变化，称为练功反应。这些反应一般可以分为以下几种情况。

（一）良性反应

良性反应是练功过程中出现的正常现象，令人倍感舒适惬意，是练功获益的表现。

1.身体轻盈、松快、坚实

练功时与练功之后，习练者常常会感觉到身体轻松、舒适，有体格非常坚实、舒适之感——特别是一些体型过胖者，练功前行动时往往倍感沉重，似乎浑身上下的肌肉和五脏六腑都在颤动；练功一段时间后，全身浮胀退却、虚胖消失，身材更坚实、更紧致。

2.心中安静、轻松、空阔

练功入静时，身心恬淡，心无杂念，整个人非常放松与安详，所有的压力、烦恼、杂念一扫而光，大脑在深度放松中获得休息，心情无比洒脱。

3.气血顺畅，经络疏通

习练气功可帮助人体各部理顺气血，疏通经络。人们练功时，偶尔会感觉到经络跳动，百会穴、劳宫穴、涌泉穴等穴位发麻、发热、发胀，有通透感，以及一股股能量从中进入体内的着力感，周身血气顺畅，四肢舒展，躯干舒缓，浑身轻松。

4.祛火清热，消炎排毒

在应用医学气功和辟谷寻求祛病健康的实践中，几乎所有人都会出现各种各样的排毒反应。例如轻微发热、发凉，全身发热或发凉，呼气带有浓重腥臭气味，排出浊尿、褐便、绿便、黑便，有些恶性疾病患者辟谷排泄有时会便血等。

（二）不适反应

有的习练者在习练气功的过程中，会产生一些不适反应，如头重脚轻，短暂的耳鸣目眩，胸闷气短，浑身乏力，胳膊或腿部等肌肉酸胀，这些不适反应虽不是练功效应，但也不算虚幻反应，出现后不必过于紧张担忧。

出现反应需要及时分析原因，进行必要的调整。如果属于血糖、血压发生变化所引发，那就有针对性采取一些常规措施即可。如果属于练功反应，应当全身心放松，稍事休息，继续练功，反应即可在半天或一二天后自行消失。

若出现不适反应仍置之不顾、任其发展，则可能会导致气功偏差，也可以说，气功偏差就是严重的不适反应之一。

（三）虚幻反应

虚幻反应即气功偏差，俗称"走火入魔"或"练功出偏"，指练功过程中出现的生理、心理功能紊乱，造成思维、情绪、行为、举止失常，影响正常生活，且无法自行缓解的状态。

1.练功偏差产生原因

马济人在《实用中医气功学》中，归纳总结了六种产生气功偏差的原因：缺乏有经验的气功医师、气功导师的指导；教用功法不当；习练的功法混乱；过量练功；练功入静中突然受惊；分不清现实与虚幻，对练功中产生的幻景信以为真。

中医气功临床发现，有精神病史的家族成员习练气功时，极易出现各种虚幻反应，容易导致"走火入魔"现象。此外，不少意志力薄弱、遇事优柔寡断无主见、瞻前顾后、患得患失者，也容易出现虚幻反应。

2.怎样预防练功偏差

三国时，魏国军祭酒弘农人董芬学习甘始的导引术，像猫头鹰一样凝视，像狼一样顾盼，还习练了呼吸吐纳法，但在理解上出了偏差，发生气闭而晕厥，很长时间后才苏醒过来。（原文见曹丕《典论·论方术》）

在现实生活中，也有许多自学气功者发生偏差，出现走火入魔，因缺乏气功导师的指导而很难自我解脱，习练气功养生祛病的人们应当引以为戒。

为了避免练功过程产生虚幻反应，避免陷入"走火入魔"的状况，应认真对待气功学习，严肃对待气功修炼。

一是选好功、尽量避免多种功法混练。虽然大多数气功都具有强身健体的功效，但每种功法的侧重不同，同时习练的功法过多，必然泛而不精，不利于对其中特定功法深入理解、研究与体悟，而且可能会出现对功法的理解偏移、混乱，将不同功法的理念张冠李戴的现象，更有甚者导致思维混乱，严重则经脉紊乱。

二是淡定对待练功时所产生的虚幻玄妙之感，不追求也不留恋，更不必恐惧担忧，气功传授者也不宜轻易赞赏或夸张这类奇幻感觉，防止学习者盲目痴迷。气功初学者，尤其是患病者，往往经络不通且自控力较弱，此时不可过于追求"以意引气"，强行引气很可能导致气机郁滞；应顺其自然，在每日坚持修行中提升功力与境界，顺应气机自然发动。

三是多行功德之事，行善积德，锻炼定力，修炼心性，从而超然物外。不以物喜，不以己悲，可心神安宁，易入禅定状态。避免一惊一乍、情绪起伏波动过猛等扰乱自身气机的状况。

3.不当练功的危害

学习功法需由经验丰富的气功师指导，不要盲目自学，学徒时期更不可私下、私自传授功法。因为任何人习练气功的过程中，都有可能会出现正常反应、不适反应和虚幻反应，当产生非正常反应时，其调整与纠治都应请教有经验的气功师或懂气功的中医师才可解决，责任之重，非一般学徒所能承受。因此，未完全掌握功法和无法预防纠正偏差者，万不可擅为人师。

对于不适宜习练气功的人群，如精神病患者、有精神病家族史的直系亲属成员以及意志薄弱易受蛊惑而善变者等，不应进行气功练习。

七、练功注意事项

有病的人习练气功的根本目的，是为了治病祛病；无病者习练气功，则是为了强身健身，追求健康长寿。在练功前后和练功过程中，除前述几方面外，还应当注意做好以下几点。

一是保持心情恬淡，身心愉悦，语调平缓，避免情绪波动，不高谈阔论，不大声喧哗，以助益气养元。

二是练功前后注意节欲保精，不宜立即行房事。

三是经期、孕期、哺乳期的女性不宜练功，尤其不宜练静功，亦不要习练意守丹田与腹式呼吸。。

四是酒后不宜练功，练功不宜饮酒。

五是若出现特殊的感觉、幻思、幻觉等，不要过于追求与在意，顺其自然，任其自然生灭就好。

六是习练静功结束后，可适当活动四肢或稍加慢走运动。

　　七是初学者因肌肉、关节、韧带相对板滞，练功时会有肌肉紧张、关节僵硬、甚至微痛等，属正常现象，持续练功几天会自行消失。

第二章　辟谷养生基础知识

辟谷，是一种源远流长的古老养生方法。中国古人非常崇尚五气为养，即元气、静气、和气、养气、舒气此五气也。广成子、赤松子、老子、屈原、张良、葛洪、王远知、孙思邈等先贤圣哲和中医大家，皆精通服气辟谷祛病健康之道。

《素问·脏气法时论》中说："毒药攻邪，五谷为养，五果为助，五畜为益，五菜为充。气味合而服之，以补精益气。"古代圣人告诉我们合理的膳食搭配应当是：以五谷杂粮为主要食物和主要的营养来源，以各种水果为营养补充，以常见肉类食物为补脏益气之需，常见蔬菜起到补充的作用。各种食物合理搭配，保证了人体所需蛋白质、矿物质、维生素、脂肪、糖、水六大营养素的正常供应，完全符合现代营养学的基本要求。

在实际生活中，一是人们日常摄入的食物存在着一些毒素，需要适时调整和及时排解；二是有时摄入的食物在结构、荤素比例搭配等方面难免会不合理，甚至暴饮暴食；三是人从出生就开始摄入食物，导致胃肠及五脏六腑终日忙碌而从无休息。《素问·经脉别论》言"生病起于过用，此为常也"，即是说有些器官由于过度疲劳而得病。

人体五脏六腑的机能，无非是消化、吸收和解毒、排毒，由于人从出生就开始摄入食物，脏腑就开始进入了消化吸收和解毒排毒的工作状态，各个器官几乎是毕生不得休息。

"生病起于过用"，五脏六腑中的许多器官都过度劳累。服气辟谷，停止摄入食物，让终日辛勤工作而疲劳甚至生病的脏器获得休养生息，借机激活人体自愈能力，修复患病的有关脏器，这就是服气辟谷养生的主要作用。

保证饮食和营养所需固然重要，但就养生功效、益寿延年而论，却应当有计划地服气辟谷。因而，古人十分推崇辟谷，并对其效用啧啧称奇。

一、辟谷简介

辟谷，辟，在古汉语中通"避"，即避免、放弃；谷，指谷物，泛指食物。顾名思义，辟谷，就是放弃和停止进食。《中国气功辞典》对辟谷的解释是："辟谷又名却谷、绝谷、绝粒、断谷、休粮，即不食饮食。练功到一定程度出现不感饥饿，不进饮食而精力不减，身体轻快而无不适。"由此可见，辟谷是在习练气功达到一定阶段后，所出现的不思饮食、有益健康的状态。

对于大多数人，服气辟谷状态并非简单地通过"意念"

或是单纯地停止进食就能达到。那些强忍饥饿却不吃饭、不进食的做法，或是不练气功、举着辟谷的幌子以某种食物、饮品代替正常饮食的做法，都不是真正意义上的服气辟谷。

战国时期的屈原，除了热爱政治，追求政治清明以外，对修行、服气、食气也颇有研究。他心目中的政治偶像是远古时政治家彭咸，修行偶像则是远古修行大家古蜀国王子乔和赤松子。在《楚辞·远游》中，充满了对王子乔、赤松子的歌颂，对练功服气辟谷修行生活的向往溢于言表：

> 神倏忽而不反兮，形枯槁而独留。
>
> 内惟省以操端兮，求正气之所由。
>
> 漠虚静以恬愉兮，澹无为而自得。
>
> 闻赤松之清尘兮，愿承风乎遗则……
>
> 轩辕不可攀援兮，吾将从王乔而娱戏。
>
> 餐六气而饮沆瀣兮，漱正阳而含朝霞。
>
> 保神明之清澄兮，精气入而粗秽除。
>
> 顺凯风以从游兮，至南巢而壹息。
>
> 见王子而宿之兮，审一气之和德。

屈原笃爱气功辟谷养生之术，对王子乔修身养生术和赤松子养生术都有独到的研究和继承。在《离骚》中，屈大夫更是直言自己"朝饮木兰之坠露兮，夕餐秋菊之落英"，这是典型的服气境界。

《庄子·逍遥游》也记载了"藐姑射之山，有神人居焉。肌肤若冰雪，绰约若处子；不食五谷，吸风饮露"，所指即古人服气辟谷的情况。

古代文人描述的也许仅仅是一种理想主义的生活方式，但从辟谷养生意义上讲，服气辟谷的生活，确是真正的不食烟火和餐风饮露。

汉留侯张良素来体弱多病，随汉王军入关中后，张良"即道引不食谷，杜门不出岁余"。及至汉家天下初定后，张良随汉高祖出兵于代，得胜后，便向汉高祖刘邦请辞曰："愿弃人间事，欲从赤松子游耳。"乃学辟谷，道引轻身。会高帝崩，吕后德留侯，乃强食之，曰："人生一世间，如白驹过隙，何至自苦如此乎！"留侯不得已，强听而食。"（《史记·留侯世家》）由此可见，张良的修行偶像同屈原一样，也是赤松子。但吕后不懂气功修行和服气辟谷之道，她认为练功辟谷就是自找苦吃，要求张良恢复饮食，以便辅佐朝政。张良无奈，只好勉强复谷。

刘安在《淮南子·坠形训》中评述养生之道："食肉者勇敢而悍，食谷者智慧而夭，食气者神明而寿，不食者不死而神。"辟谷食气者，已经达到了不食而食的境界，是最高层次的养生之道之一。

辟谷，是指以习练气功为手段，通过呼吸吐纳自然地进入服气状态，而不食五谷的古老养生方法。辟谷以服气即吸收天地日月之精华（即宇宙能量）为本，唯此才称得上真正的辟谷。

辟谷是一个天人合一的过程，是可遇而不可过于强求的状态。辟谷期间，需要有目的地进行服气训练，通过气功吐纳和高度入静，打开人体穴位，疏通经络，重新开启人的灵性之门，建立获取宇宙能量的通道，促进人体与宇宙、自然界的能量交换，从而实现病变部位的修复，达到健康的目的。

服气辟谷，这一由气功控制、由人的意识推动、人天相应的养生方法，其健康效能确实不可低估，值得人们重视。

经过千百年来的流传推广，时至今日，辟谷的神奇功效已在中医气功临床实践中获得证实，成为时下热门的养生技术之一。

二、道家辟谷养生简述

历代道家的修行者们，有许多得道高士对于辟谷修行都有独到的体验和见解，也留下了许多关于修行和辟谷养生方面的道学著作。古人的养生之学极为丰富。《庄子·养生主》曰："吾生也有涯，而知也无涯。以有涯随无涯，殆已。"任何一个人，即使穷尽一生时间和精力，也未必能够完全掌握古代养生之学。

五千年前，广成子在世，黄帝于崆峒山访之，得广成子授以"至道"，乃乘龙飞天。两千五百年前，老子渡劫临于人世，传《道德经》于关令尹喜。修行乃创。

广成子授黄帝以修行之秘要："我为汝遂于大明之上矣，至彼至阳之原也；为汝入于窈冥之门矣，至彼至阴之原也。天地有官，阴阳有藏，慎守汝身，物将自壮，我守其一，以处其和，故身可以不老也。"（《外经微言·阴阳颠倒篇》）

老子说："出生入死。生之徒十有三，死之徒十有三。人之生，动之死地亦十有三。夫何故？以其生生之厚。盖闻善摄生者，陆行不遇兕虎，入军不被甲兵。……夫何故？以其无死地焉。"（《道德经》第五十章）出世是生，去世是死。长寿的人约占十分之三，短寿早逝的人有十分之三，为了长寿追求豪华富足而又妄动招致自寻死路的也占十分之三。但凡善于养生的人，走路不会遇上老虎，战时不会遭遇兵器伤害，这是因为他们根本不会去自蹈死地。可见，追求长寿和健康养生，首先需要合理养生，生活不宜奢华，格调不要过于张扬，还要学会自避险境。用现在的话说就是"不作不会死"，之后才可以谈论健康养生和长寿延年。

南北朝时期的医药学家陶弘景在《养性延命录·教戒篇》中指出："一体之盈虚消息，皆通于天地，应于万类。和之于始，和之于终。静神灭想，生之道也。"人的生和死，身体是强壮还是衰弱，与所处的自然环境有密切联系，和周围事物都相互感应；人的一生，从饮食起居到思想言行，应当自始至终都注意与自然环境、周围事物相合和，和谐自然；心安气定神闲，放弃执念和过度私欲，必能健康长寿。

刘安认为："食生吐死，可以长存。谓鼻内气为生也。凡人不能服气，从朝至暮常习不息，徐而舒之。但令鼻内口吐，所谓吐故纳新也。"（《养性延命录·服气疗病篇》）以鼻吸入新鲜空气有助健康长生，是生气；以口呼出浊气病气，是废气。此养生法应当长期坚持。常人都不能做到从早到晚坚持服气，所以需要经常练习，吐纳应当缓慢而放松。只要坚持鼻吸口吐，即可达到吐故纳新之效。

道家的《元阳经》服气论认为："常以鼻纳气，含而漱满，舌撩唇齿咽之，一日一夜得千咽，甚佳。当少饮食，多则气逆，百脉闭。百脉闭则气不行，气不行则生病。"（《养性延命录·服气疗病篇》）主张以鼻吸进的新鲜空气，含口内，以舌滋润唇齿，将口水咽下，每天可达千次，效果非常好。而且服气的时候，应当减少饮食，食饱则气不畅，引起脉闭。

北宋高级官员、道学家张君房奉旨整理《大宋天宫宝藏》成书后，择选其中精要万余条编辑成《云笈七签》，共一百二十二卷，其中收录有大量关于服气、辟谷的典例与名篇。如在卷六十《中山玉柜服气经》说："夫求仙道，绝粒为宗。绝粒之门，服气为本。"明确地指出了辟谷是修行健康之道，而辟谷之本就是服气。在卷五《经教相承部》中，记载了陶弘景之师孙游岳"因茹术却粒，服谷仙丸，六十七年，颜彩轻润，精爽秀洁"，以及中岳道士潘先生"栖于太室逍遥谷，积二十年，但嚼松叶饮水而已"而身体康健、"真气内融，辉光外发"的辟谷案例。卷五十七收录的《服气精义论·服气论》中，总结了服气辟谷期间的身体反应："凡服气断谷者，一旬之时，精气弱微，颜色萎黄；二旬之时，动作瞑眩，肢节怅恨，大便苦难，小便赤黄，或时下痢，前刚后溏；三旬之时，身体消瘦，重难以行（以前赢弱之候，是专气初服所致。若以诸药，不至于此也）；四旬之时，颜色渐悦，心独安康；五旬之时，五脏调和，精气内养；六旬之时，体复如故，机关调畅；七旬之时，心恶喧烦，志愿高翔；八旬之时，恬淡寂寞，信明术方；九旬之时，荣华润泽，声音洪彰；十旬之时，正气皆至，其效极昌。"而其中的"以我之心，使我之气，适我之体，攻我之疾"，虽寥寥数语，却实实在在是画龙点睛之笔。"使"是驱使、调动之意，即服气疗病的具体方法是以自己的意念，调动自己体内的真气，应用其"洗涤"身体的病变部位或病变器官，从而攻克病灶。

道家练功辟谷修行者中，历朝历代不乏卓有成效者。吕洞宾、张紫阳、张三丰、丘处机、王重阳……可谓灿若星辰，不可一一记数。

三、辟谷基本知识

传统中医学认为：精满、气足、神旺，是人体健康的三大标志。反之，一个人若发生严重亚健康、疾病缠身或者开始走向衰老，则必然会出现精亏、气虚、神耗的现象。

唐代学者韩愈（768—824）认为，脏器如果出现大病，可能会导致人的死亡："人之将死，其脏腑必有先受其病者。"（《张中丞传后叙》）不论处在哪一个年龄阶段，都应当避免脏腑受损生病，努力做到精、气、神俱足，这也是人体健康的基本标志。

明代医家张景岳（1563—1640）在其著作《类经·摄生论》中说："善养生者，必宝其精，精盈气盛，气盛则神全，神全则身健，身健则病少。"气功和辟谷是传统的养生技术，掌握了这些技术，就可以根据自身情况，坚持练功和合理安排辟谷，以有效地维系自身精满、气足、神全。

（一）辟谷的分类

根据进入辟谷状态的程度等情况，一般将辟谷划分为以下几种。

1.全辟谷

在全辟谷状态下，不论辟谷时间长短，都能够做到不饮不食，服气充足，腹胃盈满，只饮少量生水或温水，且无口渴感、饥饿感，精力、体力均无异于常人。

辟谷不是忍受饥饿，不是强行中断饮食，而是在习练养生功的基础上，进入"气足不思食"的境界，以服气代替了食物。

2.半辟谷

半辟谷分为两种状态：一是以养生和健康长寿为目的，包括佛家、道家、阴阳家在内的山中修行人的辟谷，往往较为恬淡、随性，在辟谷期间，或食少量果蔬，或食炮制后的茯苓、黄精、芝麻、松叶及其制品；二是以祛病健身为目的的辟谷，有些人辟谷的过程中，暂时无法做到完全不饮或不食，需要依靠进食少量水果或干果以维持精力与体力，如黄精、芝麻、红枣、松仁、水果、蔬菜等。这两种状态都称为半辟谷。

唐代玄奘法师在《大唐西域记·印度总述》中也说："凡遭疾病，绝粒七日。期限之中，多有痊愈。必未瘳差，方乃食饵。"意思就是全辟谷可以祛除疾病，若全辟谷多日，疾病尚未痊愈，则可转为半辟谷，服用少量药饵或者替代品，以保持患者的体力，不可勉强支撑，亦不要匆忙服用药物。

3.准辟谷

未完全进入辟谷状态，但食量明显下降，少食或不食均无明显饥饿感。世间有许多人，出于祛病或者修行之目的，往往会出现这种少食状态。这类状态称为准辟谷，距离全辟谷一步之遥。

寻求修习辟谷养生祛病的人们，可以根据自己的修习目的，结合自己的身心健康状况、年龄情况等因素，有针对性地选择适合自己的辟谷方式。

4.辟谷转换

实践中发现，倘若辟谷时间较长，则整个辟谷过程往往不会完全处在一种辟谷状态而没有变化，有时会在全辟、半辟或准辟谷之间进行转换。例如，初学者初次辟谷开始的一两天，可能身心尚未完全进入状态，因此会以半辟谷开始，此时有的人需要进食一点水果或干果维持体力；之后，在意念和气功的带动下，身心渐入佳境，逐渐过渡到全辟谷状态，或偶尔饮用些许温水或生水，就能保持与常人无异的精神活力；接下来的时间里，身体已完全适应不食人间烟火的状况，辟谷修炼进入巅峰的全辟状态，即使不饮不食也状态绝佳，如半仙般步履轻盈、神清气爽。

根据辟谷目的进行划分，则可分为养生辟谷、祛病辟谷两种情况。

1.养生辟谷

所谓养生辟谷，指以修行和追求长寿为目的，在身体健康的状态下，通过修习气功等方式进入辟谷状态。养生辟谷又包括食饵辟谷和服气辟谷。

孙思邈在《千金翼方·辟谷》篇中，详细地介绍了食饵辟谷期间所服食的药饵，包括茯苓、松柏脂、松柏实、蜂蜜、麻油等，并介绍了服水的方法。

需要强调的是，孙思邈是中医养生大家，谙熟道家养生、中医药和气功辟谷养生之道。今人养生辟谷若需要食饵，不可草率地擅自盲目模仿古人，必须在中医气功师的严格指导下进行。

《庄子·达生》说："鲁有单豹者，岩居而水饮，不与民共利，行年七十而犹有婴儿之色。"《淮南子·人间训》记载："单豹背世离俗，岩居而谷绝，不衣丝麻，不食五谷，行年七十，犹有童子颜色。"由此可见，古代鲁国人单豹所行辟谷就属于养生辟谷中的服气辟谷。

2.祛病辟谷

由于辟谷对许多疑难病、慢性病具有一定的祛病作用，因此，自古以来，便有许多依靠练功和服气辟谷成功祛除疾病、恢复健康的案例。如：汉留侯张良因体弱多病，闭门谢客一年多时间，潜心习练气功和服气辟谷，恢复了健康。根据玄奘法师所说的"凡遭疾病，绝粒七日，期间之中，多有痊愈"，可知唐代僧人已经比较普遍地应用服气辟谷作为祛病手段。

据《中国气功》杂志1996年发表的文章《右眼失明十余年 辟谷七天见光明》所写：查克明，镇江市军队干休所医务工作者，因患"脑外伤综合征"致使右眼视神经萎缩，失明10

余年，并长期伴有头痛、头晕感。在他参加辟谷养生班第3天时，发现头痛、头晕感消失；辟谷第7天，失明10余年的右眼再次复明，能看到距离15米左右的人和物品。

在天健辟谷养生功实践中，也有许多疑难病、慢性病患者依靠练功和服气辟谷成功康复的案例。例如：曹先生，1944年生，广西某市石油公司原党委书记，2015年12月，因为不明原因，突发如下症状：耳朵失聪听不见声音，嘴巴失语说不出话，没多久眼睛失明丧失了视力，仅剩少许光感，走路需要老伴搀扶。虽多方求治，但效果不明显，致其情绪低落，意志消沉，多次想一死了之。走投无路之时，于2016年6～7月，他与老伴一起，连续三次参加各为期5天的天健辟谷养生功初级学习班。开始时，他仅凭双眼的微弱光感模仿老伴的动作，渐渐地有了微弱的听觉，光感有所增强……第二个班期间，他的视力、听力的变化更加明显，到第三个班开始时，他进入了全辟谷状态，服气辟谷5天，在练功15天（开始时动作机械，简单模仿）后，他听到了声音，并开始发音说话，不久视力也恢复了正常。后因年迈力衰，于2019年6月去世。

张先生，1964年生，退役军人，宁夏某市政府工作，自26岁患牛皮癣，每年频繁发病，多年来到处求医问药，效果不彰，损害了健康，影响了工作。2016年3月参加天健辟谷养生功初级班学习5天，同时辟谷，之后返回宁夏家中继续辟谷15天。每日坚持练功，自感精神愈发饱满，便愈加有信心。辟谷一般每次10多天，连续辟谷时间最长达20多天，且都正常上班和工作。他始终坚持练功，合理安排辟谷，肤色越来越红润，面部有了光泽，说话时中气越来越足，原来因病导致的驼背症状消失，腰杆挺直了。终于在2017年10月，他发现自身牛皮癣症状消失殆尽——顽疾彻底痊愈了。2019年6月，通过电话回访，张先生表示：身体一直健康，工作生活早已恢复正常，精气神俱足。

（二）进入辟谷状态的方法

进入辟谷状态的方法一般有两种：一是认真习练如天健辟谷养生功等包含服气疗法在内的养生功法，并加以意念引导，在服气充足之后，适当时候即可自行进入服气辟谷状态。二是由富有服气辟谷经验的资深气功师予以加持，亦可较快地进入服气辟谷状态。

世间服气辟谷的功法多种多样，大多数功法都有助于引导习练者进入自然辟谷状态。本书重点阐述天健辟谷养生功，故对其他功法不做过多赘述。

（三）用心体验进入辟谷状态的特征

习练气功和服气辟谷，能够使人进入不食人间烟火、似人似仙般的自然辟谷状态。那么，如何知道自己是否已经进入辟谷状态？这需要习练者自己用心感受和体会。

在习练气功时，如果全天无明显饥饿感，并且看到食物无食欲，或是在生物钟的作用下，仅在日常用餐时间稍有饿感，且饿感转瞬即逝，消失得无影无踪，即表示机体已经开始进入自然辟谷状态。

当出现以上标志性特征时，习练者应把握机会，清心寡欲，放下思维中对食物的欲念观想，认真练功，通过食气、服气获取宇宙能量，以维持正常的机体活动，促进病体恢复健康。

（四）辟谷时的心理、生理和身体变化

与未曾辟谷的时候相比较，在自然辟谷期间，心理与生理方面会发生一定的变化。

1.精神状态

精神状态主要是指在精神、心理方面，会有一些奇妙的体验和变化。

精力旺盛：在练功和辟谷状态下，一是全辟谷停止摄入食物，或半辟谷以摄入少量果蔬类，因而机体代谢所消耗的血氧大大减少；二是通过练功之一招一式、呼吸吐纳，经络和气血变得畅通；三是机体吸入真气（宇宙能量）维持正常代谢。令人顿感心旷神怡，精力旺盛，神清气爽。

明代学者陈继儒在其著作《养生肤语》中说："精能生气，气能生神，则精气又生神之本也，保精以储气，储气以养

神，此长生之要耳。"气足则神足，此为储气养神、延年益寿之道也。

对于中老年和亚健康人群来说，机体代谢消耗的血氧下降，则意味着心脏供血和大脑供氧相对充足，因而许多人在辟谷期间睡眠时间较以前明显减少，睡眠质量提高，精力旺盛。曾经的神经衰弱、失眠健忘等症状都会大大改善，甚至痊愈。

心情愉悦：习练者进入辟谷状态时，心中大多都会充满喜悦感。生活在三维空间的人，之所以必须每日进食，是因为只有通过摄入食物，才能补充维持人体生存所必需的营养物质与能量，否则人无法生存。但进入自然辟谷状态后，习练者可以在练功状态下，开启吸收宇宙能量的通道，通过食气获得被称为天地日月之精华的宇宙能量。

习练者可在进入辟谷状态后告别食物，甚至水，通过吸收宇宙能量替代体内所需的营养物质与热量。进入辟谷状态后，无须为柴米油盐酱醋茶而操劳，告别了厨房和锅碗瓢盆交响曲，所以，每当看到身边的芸芸众生仍然每日匆匆忙忙，为一日三餐奔走在菜市场、忙碌在厨房里，往往心中不禁暗喜，倍感幸运，体会到前所未有的快乐和幸福。

信心摇摆：初次辟谷期间，如果到了平常固定的用餐时间，在生物钟的作用下，往往会有轻微的短暂饥饿感。

这时候习练者的信心容易出现一些摇摆，这是正常现象，在一般情况下，只要处于自然辟谷状态，则此类饥饿感会很快消失。

灵性提升：全辟谷期间，采买、烹饪、洗涮等事务都已经完全放下，不再为此而忙碌，每天起居均可不食人间烟火，生活如半仙般轻松自由，体验到平日难以想象的超凡脱俗的生活，节省出不少时间，可以进行学习陶冶情操，或强化练功提升功力，灵性相应地不断成长。这时再观察外面的世界，能感受到周围一切已和原先认知居然有所不同，对自己和周围世界的认识会焕然一新。

2.生理方面

生理方面主要是指在身体方面会出现某些排毒反应。

偶尔会有轻微饥饿感：因为生物钟的作用，一般到固定用餐时间，肠胃会有轻微的饥饿感，有时会发出肠鸣声，这都是正常反应。

口苦，呼出气体有异味：在辟谷期间，通常会感到口腔有苦涩感、灼热感，有的人会呼出带有异味的灼热气体，甚至眼睛都有轻微灼热感。这是因为辟谷期间，身体处于休养、调理与排毒的状态，是机体排毒时的一种正常现象，也是亚健康人士辟谷时常见的调理反应。当口腔有强烈的灼热感或特别口苦时，可含一小口水漱口，清洁、滋润口腔，或者徐徐咽下润喉。若无明显的渴感，则不必强行饮水，含水漱口足矣。

全辟谷时喝少许水，其目的一般是为了抑制口腔灼热感、苦感和清洁口腔，虽然灼热感对于人体并不舒服，但其意味着排毒，也是一种好现象。

排泄物异味浓烈：初次服气辟谷的人，大小便往往伴有浓烈异味，小便呈酱褐色，大便或呈青绿色、黑色等，黏稠。对于患有某些疾病者或者患有较重顽疾的人，辟谷时的排泄物之色泽、异味尤甚。可能会出现一些更强烈的生理变化、反应，如咳痰、血尿等。以上反应一般会持续几天。

随着功力的增长和辟谷次数的增多，辟谷经验愈加积累，体内淤积的毒素逐渐排出，各种排毒症状会越来越轻微，甚至完全消失，那就意味着健康已经来临。

体态轻盈，浑身轻松：自然服气辟谷能够代谢消耗习练者体内多余的脂肪，净化血液，因而能让人感到浑身轻松，体态轻盈，神清气爽，走路倍感轻快。有的人偶尔会有步伐绵软之感，稍事休息即可。真正的自然辟谷不但不会使人感到饥肠辘辘、无精打采，反而能令人精神饱满，元气十足。

（五）辟谷时间的长短

习练气功与服气辟谷要求顺其自然，张弛有度，天人合一，而且每一位习练者的身体状况、心理素质、理解能力与练功强度等都不完全相同，因此辟谷时间的具体长短，应视每个人的身体状况与服气获得能量情况而定。

服气辟谷的时候，不必过于强求时间的长短。在实践过程中，初次辟谷者有辟谷三五天的，有辟谷十几天的，也有辟谷二三十天的，顺其自然，以适合自身情况为佳。

就一般情况而言，亚健康人士健康问题较轻，每月辟谷一至二次，每次三四天或五六天即可；患有顽疾的病人，则应根据自身病情与机体状况，在中医气功师或导师指导下，适当增加辟谷次数或延长辟谷天数，以便更好地控制病情和祛病康复。

（六）辟谷的原则

古人云：精足不思淫，气足不思食，神足不思睡。辟谷期间，人体代谢放缓，养精保精之效十分明显，精足则气足，气足则神足，神足则睡眠时间减少。用现代医学知识分析，辟谷者停止摄入食物后，人体血液不再需要大量集中到胃肠部位去消化食物和吸收营养，所以大脑血液供应十分充足，脑供氧量充足，三高症状基本消失，血液流畅，因而辟谷者会感到神清气爽、精力旺盛。

辟谷期间，绝大多数人的精力显得十分旺盛，睡眠时间明显减少，神思敏捷，失眠健忘的症状明显改善或消失。所以，辟谷期间应遵循的原则是：不饿，不食，不贪，精神好。

一是"不饿"。即辟谷者应当在辟谷开始的时候，乃至在整个辟谷期间，都不感到饥饿，这是一条原则。若感到饥饿，则说明服气不足，尚不能开始辟谷，还需要继续练功，增加服气量。若辟谷期间开始感到明显的饥饿，且饥饿感越来越强，则应当考虑开始复谷。

二是"不食"。无论辟谷者高矮胖瘦，病况如何，只要在辟谷时不感到饥饿，则说明功力渐长，服气充足，且体内排毒程序正在进行中，就无需进食或复谷，不需要考虑任何与吃饭相关的事宜，他人亦不应当以食物相诱惑。

三是"不贪"。辟谷需要放下心中对食物的念想，不贪恋食物，不嘴馋，当发现自己在怀念某种喜爱的食物时，应及时转移注意力，如习练功法，或禅定，或读书，或进行一些其他美妙事物和景观的冥想，等等。

四是"精神好"。辟谷期间，应注意自身体力、精力比较充沛，只要精气神状态一如往常，就说明处在良好的自然辟谷状态，正通过服气、食气吸收宇宙能量；倘若精神萎靡不振，饥饿心慌，体虚乏力，则说明机体并未进入辟谷状态，应当立即停止，并循序渐进地恢复饮食。

（七）辟谷结束的标志

辟谷结束的标志为：一是有较强饥饿感，二是食欲越来越强。

辟谷过程中，若在日常的用餐时间，会出现短暂的饥饿感，往往持续数秒钟，但在转移注意力后能很快消失或忘却，则此饥饿感仅是生物钟作用的正常反应，可予以忽略，继续维持良好的辟谷进程。

倘若饥饿感比较明显，持续数十秒、几分钟，且挥之不去，久久不退，反复出现，甚至愈发强烈，并且看到食物时，有强烈的进食欲望，则表示此次自然辟谷即将结束，可以考虑复谷，并做好开始复谷的准备。

（八）如何结束辟谷——复谷

出现辟谷结束的明显反应后，确定了辟谷即将结束，就可以开始着手准备复谷事宜了。

第一，要做好心理上的准备。辟谷期间，因为已经久未进食，有些人心理上可能对进食有所期待，但也有人对是否进食举棋不定。无论何种心理，都应当仔细认真地梳理一下辟谷期间的收获，有哪些得失，做一个小结，明确复谷的要求和注意事项，做好复谷的步骤安排。

第二，做好生理上的准备。经过一段时间的辟谷后，人体消化系统已完全清空或者基本清空，胃肠处在闭合或者半闭合状态，肝胆胰脾肾等器官因为解毒排毒功能处在低强度的工作状态，病变器官处在自我修复过程中。

第三，复谷的过程，切忌操之过急。刚刚开始复谷的时候，应当以流食如小米汤、大米汤为主，进食量不宜过多，忌食过热或过冷食物、饮品，应循序渐进，让胃肠功能有一个缓慢开启的适应过程，给肝胆胰脾肾等脏器留出足够的重启功能的时间。

第四，复谷开始时，首日可食用少量米汤或米粥。次日，可逐渐加量，除米粥外，也可根据自己食欲情况食用细面。复谷二三天后，可增加一些易消化吸收的素食。大约一周后，基本恢复正常饮食。

第五，复谷一周内，不宜食用或忌食脂肪含量高、热量高的食物，如鱼肉类食物。尽量吃少、吃素、吃软，这有益于让刚刚得到休养生息的胃肠等脏器逐渐地恢复消化吸收功能，让其他脏器逐渐地恢复排毒解毒功能。

第六，切不可盲目地急于进食。在临床上曾有辟谷七天顽疾得愈，但在复谷时过于匆忙，仓促进食而导致旧病复发（郭建红，俞海虹，燕晓雯.中医辟谷养生技术.北京：中国中医药出版社，2020.）。即使胃部健康，急于进食也会对胃造成损伤。

第七，辟谷期间，由于肝胆胰脾肾处在低工作强度状态，对于糖尿病患者和血糖高的人、胃肠疾病患者、高血压患者、肥胖症患者等，复谷时忌仓促进食，忌过早进食高脂肪、高热量的食物，否则可能会导致已经正常的有关指标迅速反弹。

第八，若属于疑难病慢性顽疾患者，也可在第一段全辟谷结束后，改为半辟谷，即每天食用少许温性果蔬，调整几天后，再次转为全辟谷，这样有利于病体康复。

第九，非虚寒体质者，也可在全辟谷结束后，转入进食少量瓜果的半辟谷状态，过渡几天后再复谷。

总之，复谷期间，仓促进食的害处很多，一定要警惕和杜绝。

四、辟谷的医学营养学研究

辟谷期间，因为进行了卓有成效的服气训练，如习练气功、导引、吐纳等，逐渐改变了体内的代谢环境，建立获取宇宙能量的代谢途径。辟谷会逐渐清除人体内老弱病残细胞，体内多余组织（如脂肪）被逐渐代谢消耗，多余组织中的维生素、矿物质被转移到生命活动需要的细胞和组织器官中充分利用，大大降低了新陈代谢所需的基础能量。

2016年诺贝尔医学奖颁给了日本科学家大隅良典（Yoshinori Ohsumi）提出的细胞"自噬反应"（autophagy），即细胞的自体吞噬机制。

大隅良典及其科研团队通过对工程化后的酵母菌株进行系统研究，发现在饥饿状态下的酵母细胞能够不断积累与产生"自噬体"（一种能将周围的老化蛋白质、线粒体等细胞器转运到溶酶体中用于降解的囊泡），通过自我降解自身非必需成分（如细胞内损伤的蛋白质或细胞器、外部入侵的细菌等病原体和其他有害蛋白质）而获得能量，并且也在机体细胞中发现了相类似、但更为复杂的机制。

用通俗的话来说，当细胞缺乏营养和能量供给，即细胞处在饥饿状态时，细胞会通过吞噬自身内部无用或有害物质来提供养分，增强免疫力。

这一机制为饥饿的细胞创造了自体获得营养和能量的途径，维持机体活动的同时也清除了毒素。人们发现，自噬反应弱化、细胞内大部分老化蛋白质不能被清除循环利用，与人体免疫力下降、机体衰老、适应性减退、老年痴呆症的发生有着一定的关联。因此，自噬反应的发现与其未来发展研究，在抵抗细胞老化副作用方面有着至为关键的意义。

大隅良典的科研成果在一定程度上证明了"服气辟谷"对机体具有积极的康复作用，为古老的服气辟谷养生技术提供了重要的科学证明。

五、辟谷的注意事项

服气辟谷已经有几千年的历史，古人有许多经验教训流传下来，也已经形成了许多既定的规矩。习练气功和辟谷，既要遵循一定之规，又要顺其自然。

（一）一般患者的辟谷问题

有些人因长期患有疑难病、慢性病，或者严重亚健康等原因，而谋求习练气功和修习辟谷。这类人群由于身体比较瘦弱、虚亏，如严重胃病、糖尿病患者，并不适合在学习初期就匆忙尝试辟谷，可在初期选择先练功，通过一段时间的持续练功，在疏通经络和理顺气血、身体免疫力有所提升后，体力、精力相对充沛，便可根据自身具体情况，在导师的指导下，合理地选择是否辟谷。

在辟谷期间，可首先选择半辟谷，适量摄入果蔬或其他流质食物，也有益于病情好转，恢复健康。

全辟谷、半辟谷、准辟谷，具体选择哪一种，要根据自身具体情况，在导师指导下做出适合自己的恰当的选择。

（二）辟谷首日，排空肠道

通常情况下，一般人都会每日排便1～2次，并形成了自己的规律和习惯。在辟谷的首日，由于胃部和肠道内比较充盈，腹压比较足，有利于排便。因此，应当选择辟谷前一日或者辟谷当日，竭力排空肠道内淤积的粪便。

如果辟谷首日没有排便或者排便较少，辟谷开始以后，由于停止了进食，肠道内的废物很少，蠕动速度放缓，腹压较低，有些人特别是中老年辟谷者往往有排便感觉而又排便困难。辟谷首日排便，可以大大缓解甚至直接消除这种不适感，使整个辟谷过程成为一种美妙的享受。

（三）全辟谷期间禁止盲目进食

在服气辟谷期间，五脏六腑都处在休养生息、自我修复的准休眠状态，整个机体处在排毒的过程中。任何草率进食和不恰当地摄入食物，或者匆忙结束辟谷而进食，都会导致五脏六腑的消化、吸收、排毒功能匆忙重启，去履行其消化、吸收和解毒、排毒的职责，处在修复状态的脏器匆忙转入工作状态，对健康是十分不利的，甚至产生负面影响。

当机体处在全辟谷状态时，肠胃等消化吸收系统已经开始进入休眠状态，连续工作多年疲惫劳累的肠胃终于得到休养，尤其是患有肠道疾病、胃部疾病的人，肠胃的自我修复功能已经重启，开始向健康的方向恢复。此时如果因为嘴馋、贪嘴，或经不起别人的诱惑而草率地不当进食，给肠胃生硬地塞进食物，这不但可能产生一些不良反应，如胃肠部会有明显的胀感、硬物充塞感，而且还会导致辟谷中断，令机体内部脏腑排毒、体液排毒、病变修复等过程戛然而止，无异于前功尽弃。

（四）辟谷期间的奇妙体验

在练功和辟谷期间，如果出现一些平时没有的特殊感觉或神奇体验，属于正常的练功辟谷反应，对此不要过于在意，也不要过于追求，更不必惊慌失措，要心情平静、顺其自然。

因为练功和辟谷都以健康、祛病为目的，所以，不要随意听信他人信口开河的指点，面对他人不负责任的议论，保持一颗平常心，按照要领继续平静的习练和辟谷。

　　古代鲁国人单豹是一位成功辟谷的化外高人，他住在岩洞里，不与世俗接触，养成夏不避暑、冬不畏寒的功夫，无论风霜雨雪都不需要穿衣，不食人间烟火，仅仅是偶尔饮水而已，年七十岁仍然红光满面，皮肤宛若儿童般细腻红润。这就是服气辟谷的神奇作用。

　　大多数人习练气功和应用服气辟谷的目的，就是为了祛病、健康和养生，努力争取益寿延年，古人已经为我们做出了表率。

（五）控制情绪，恬淡自然

　　服气辟谷本是养生之道，故在辟谷期间，应当控制好自己的情绪，心情淡泊，宁静自然，不要传播无意义的口舌，不为各种是非所困扰。

　　东晋时有名冯生者，辟谷三年，登山、负重健步如飞，一般不多说话，偶尔说起话来声音都很平缓，他说："断谷亡精费气，最大忌也。"（《抱朴子·内篇》）意思是说：在辟谷期间，切忌耗神费气，要自我控制情绪，声音柔和，走路步稳，不急不躁，心神安定。心定则气顺，气顺则血畅，气血顺畅，辅之以练功辟谷，则百病消。

　　练功和辟谷期间，要自我注意把握情绪、言谈举止轻柔和缓，才能达到祛病康复和养生的目的。

《素问·经脉别论》曰："故饮食饱甚，汗出于胃；惊而夺精，汗出于心；持重远行，汗出于肾；疾走恐惧，汗出于肝；摇体劳苦，汗出于脾。故春秋冬夏，四时阴阳，生病起于过用，此为常也。"辟谷期间，控制好情绪，选择好的辟谷环境，不使自己无缘无故的惊惧，同时遇事要不慌不忙、不急不躁，避免脏腑过多出"汗"。就躯体而言，在练功时，也要以略微出汗为宜，尽量不要大汗淋漓。

辟谷应当在有经验的中医师或气功养生专家的指导下进行，不可擅自传授他人，以免出现异常情况时无法应对。

通过习练天健辟谷养生功进入辟谷状态，需要熟练掌握天健辟谷养生功的基础知识与基本要领，正确把握辟谷状态的出现时机和辟谷方法，多与周围同行、功友交流，遇到疑难及时向老师请教，遵循辟谷的规律和法则。

（六）习练气功是成功辟谷的前提

正确习练天健辟谷养生功等包含服气功法在内的气功，是辟谷的前提。实践证明，服气辟谷能带来卓越的健康效果。

曹操之子东阿王曹植，是服气辟谷奇迹的见证者。曹植听闻益州刺史郤俭精通服气辟谷养生，已寿高三百余岁，一直很是好奇，就寻机前往一探究竟。有次听说郤俭正在辟谷，便驱车亲往探访，与郤俭同寝同起同外出，寸步不离郤俭，共处了百余日。曹植发现，卻俭在这一百多天里，生活起居、跑跳行走、日常事务处理等皆一如既往，完全没有受到影响，止不住地惊叹道：一般的人，七天不吃饭就会死亡，卻俭却能与旁人无异。辟谷这一方法，就算不一定能够延年益寿、驾鹤成仙，但至少肯定能够治疗疾病，且让人不再忌惮担心饥饿灾荒了。（原文见曹植《辩道论》）

卻俭的师父王真，亦是位奇人：年过百岁时，外表仍像四十余岁的青壮年般年轻、健康。王真擅胎息，辟谷二百余日精力充沛，体力甚至是常人的数倍，并且气色红润、皮肤光亮。（原文见《后汉书·王真传》）

南北朝时期道教领袖寇谦之，对辟谷的研究也颇有造诣。据传，寇谦之所习练的服气导引口诀由太上老君所传授，他从中领悟辟谷之法，即使长时间辟谷不食，他依然精力充足，神采奕奕，体态轻盈，容光焕发。（《魏书·释老志》）寇谦之将此服气养生导引术授予了自己的众位弟子，他的一位弟子李皎在获得寇谦之真传后隐居恒山，服气辟谷数十年，年逾九十仍葆有青春年少的容颜。（《北史·列传第十五》）

在服气辟谷期间，每日坚持习练气功，食气行气，生活应当细致一些，谨慎一些，不可妄自潦草，粗枝大叶，以免损耗元气，浪费气力。注意养气养元，保持心情恬淡，避免情绪波动，不高谈阔论，不大声喧哗，不做大耗氧量的户外运动和过于劳作。

六、辟谷期间怎样饮水

《外经微言·水不克火篇》指出："天地以阳气为生，以阴气为杀。阳即火，阴即水也。"华佗在《中藏经·阴阳大要调神论》论述道："阳者，生之本；阴者，死之基。……得其阳者生，得其阴者死。"故，辟谷期间是否饮水？是饮热水还是饮冷水？事关能否顺利祛除未病之病和已病之病，关乎人体健康和家庭幸福，绝不可等闲视之。

在传统上，山里的修行人辟谷期间崇尚"不食人间烟火"，若需饮水则只饮生水，一般以饮用山泉水为佳。因为热水需要经"烟火"，故被许多修行人视为禁忌。

随着城市化和工业化进程的加快，今人辟谷已经不易获得纯正的山泉水，许多修行人则倡导饮用未经加热的矿泉水、纯净水。

如何对待饮水问题，直接关系到安全辟谷和修身养性，关系到是否顺利达成祛病健身的目的，当然也关系到家庭幸福。

天健辟谷养生功主张，应当根据患者的体质和健康状况，结合辨证施治、辨证施功的原则，有区别地对待服气辟谷期间如何饮水以及是否需要服药饵、食果蔬等问题，不可过于泥古和一概而论。

（一）药王孙思邈与辟谷

孙思邈在《千金翼方·辟谷》中，专门论述了辟谷养生。在辟谷时，药王认为：辟谷期间，可以适量食用经过特定传统工艺细加工后的茯苓、蜂蜜、松脂、柏脂、松实、柏子、松叶等制品，佐以饮水，即可达成辟谷之功，可"永至休粮"的境界。

孙思邈对于饮水非常重视，称之为"服水"，特地开辟专篇论述"服水"的机要，将饮水提高到天人合一、人天一体的至高至上的养生层面："夫天生五行，水德最灵。浮天以载地，高下无不至。润下为泽，升而为云，集而为雾，降而为雨，故水之为用，其利博哉。可以涤荡淬秽，可以浸润焦枯，寻之莫测其涯，望之莫睹其际。故含灵受气，非水不生；万物禀形，非水不育；大则包禀天地，细则随气方圆。圣人方之以为上善。余尝见真人有得水仙者，不睹其方。"（《千金翼方·辟谷》）人体是个小宇宙，包容在大宇宙中。水来自宇宙，在自然界和人体中大量分布，人的生命和健康离不开水。水有三种形态变化，即液态、固态和气态，空气中是含有不少水分的。空气和水是维系人体新陈代谢不可缺少的重要物质。人体由数百亿个细胞构成，每个细胞都充满了水。因此，通常情况下，人每天都要喝水。水和气为人体新陈代谢提供源源不断的动力和能量。

如老子所言："上善若水，水善利万物而不争，处众人之所恶，故几于道。"（《道德经》第八章）孙真人论述了水在自然界中的变化和水发育万物的作用，极力推崇水的功德，并坦承自己曾见有修道高人特别善于利用水，只是不知道其具体的方法。

孙思邈认为，辟谷，应适当地食用一些代用品，这些代用品一般都经过烹、蒸、熬、煮、晒等手段做了精加工，是经过"人间烟火"炮制后成为辟谷的"药饵"，以此达成辟谷之目的，且辟谷期间亦离不开饮水。但此饮水究竟属于生水还是熟水，孙真人在书中未曾清晰说明。

然而，从"服水篇"中提出的具体服水方法、所用器具、服水时辰等方面看，孙真人辟谷时所"服"之"水"应当指未经加热过的泉水即生水，且服水之时，应当提前沐浴更衣，以谦恭诚敬之心，真诚感恩大自然和八方神灵的恩赐，方可达到饮水养生之目的。

后世在山里的修行者包括佛家、道家甚至医家的修行者们，大多受此影响，或遵从药王之法，或延续佛道教之辟谷传统，在辟谷期间坚持"不食人间烟火"，或饮生水，或服药饵，或食生鲜果蔬。晋代葛洪在《抱朴子·杂应》有语云："吞气服符饮神水辈……欲得长生，肠中当清；欲得不死，腹内无滓。"说的也是辟谷后清空胃肠，可以饮用"神水"即山泉之水，以达成"长生"和"不死"之功。显然，此类辟谷亦是指山间的道家修行者。当然所谓"长生"和"不死"应当指"尽终其天年，度百岁乃去"，并非永生不死。

在辟谷的时候，恰如其分地含水润喉或者适量饮水，可以解除口腔异味，淡化口腔苦感，缓解口鼻灼热感，还"可以涤荡滓秽，可以浸润焦枯"（《千金翼方·辟谷》），亦可有利于调畅气血，活经通络，排出病气浊气，对糖尿病、高血压、高血脂、肠胃病、肥胖症、失眠健忘、肺病、部分肿瘤以及各种疑难病、慢性病均有显著疗效。

从历史记载看，历代化外人士以修行为目的，辟谷持续的时间往往较长，达数月，甚至持续数年、十数年、几十年者皆有之。因此，有许多习练者服药饵、食果蔬，饮清泉之水来替代饮食。前提是，这些修行者的身体状态已经达到了阴阳平衡，虚实平衡，经脉畅通，气血舒畅，即其绝非虚寒体质，且自身道行和功力，足可以驾驭寒热，自补阴阳、自调虚实。

药王孙思邈从宏观上论述了辟谷期间"服水"的重要性，足以值得后人借鉴。但今人在具体辟谷实践中，尤其是以祛病康复为目的而辟谷时，是否饮用生冷水，应当特别慎重，不可一概而论，应当依据习练者个体的体质、病情等情况，辨证分析，区别对待，视个体差异决定饮用生水还是温水。

（二）服气辟谷与饮水安全

芸芸众生立于世间，喜、怒、忧、思、悲、恐、惊以及贪、嗔、痴等情绪一应具足，在人生的不同阶段，容易身患各种病证，如西药、中药、偏方、秘方尽皆尝试无果，在无路可走的情况下，许多人会选择非药物疗法——气功导引疗法和辟谷疗法。因此，普通人辟谷，为的就是祛病健身，瘦身美体，美容养颜，有病调病，无病强身，延年益寿，更多的是追求实用性和急功近利。这与山里修行人通过练功辟谷追求得道成仙的目的有很大不同。

1.身体虚寒者及病人辟谷期间忌饮冷水

普通人往往没有什么道行基础和功力基础，体质也不似修行者们那般强健，且今人大多久坐少动，体内阳气多有不足，有些人体弱多病，有些人属于虚寒体质，若既要辟谷，又要饮用冷水，明显不利于祛病健康，甚至有夺命之忧。

《灵枢·刺节真邪》说："真气者，所受于天，与谷气并而充身者也。"科学研究已经发现，气与水是维持人体健康的主要元素，而空气中富含水分。在导引锻炼和服气辟谷期间，虽然不再进食，断绝了"谷气"，但绝不是民间认知的饿肚子，而是通过习练特定气功、导引技术，掌握服气之法，在理顺气血和打通经络的基础上，通过深度的呼吸吐纳，自然而然地进入服气辟谷的境界。一旦进入服气辟谷状态，所服食之

"气"中，既包含空气中含水的清气，又包含天地之精华，自然界和宇宙间的有益能量，水、气、能量皆有之，足够人体维持生存所必需。特别是全辟谷者，无需多虑是否饮水，一切顺其自然即可，渴则饮之，不渴不饮。

若以抱病之躯，以祛病为目的，在辟谷以后，如果需要饮水的话，不宜过于泥古，应当慎饮生水，并以饮用温水为宜。

据曹丕《典论·论方术》记载：颍川卻俭擅长辟谷，并以茯苓为药饵，当时他的寿命已经高达三百岁有余，看上去却非常年轻。先后有人邀请卻俭到许都和邺城，当地人趋之若鹜，纷纷跟随其学习辟谷，一时间当地市场上的茯苓售价暴涨数倍。但卻俭之辟谷，不论体质如何，一律饮用冷水的做法，还是导致发生了一些问题：冀州安平国的议郎李覃跟随卻俭学习辟谷，每餐仅进食茯苓药饵，饮用寒水，导致泄痢不止，结果差点儿丧命。曹植《辩道论》和《后汉书》对此也有记载。

卻俭授人辟谷之道，有两个特点：一是通过练功导引和习练吐纳调气法，进入辟谷状态；二是辟谷期间要服用茯苓药饵和饮用天然冷水。然而，饮冷水此举却在李覃身上发生了意外，导致他差点儿丢了性命。

古时候，没有止泻的特效药物，腹泻和痢疾都是十分危险的疾病，如果患者属于抵抗力差的虚寒体质，那就可能危及生命。

三国后期，夷陵之战后，刘备（161—223）败走白帝城，心情极为不佳。"先主遗诏敕后主曰：朕初疾但下痢耳，后转杂他病，殆不自济。"（《三国志·蜀书·先主传》）刘备兵败，感染了痢疾，久治不愈，又引发了其他并发症，最终不治而死。据此看，刘备作为北方人，从气候干燥的北方来到潮湿多雨的天府之国，定居成都后，对夏季湿热、冬季湿寒的气候很可能不适应，加之前半生戎马倥偬，后半生养尊处优，缺少运动和锻炼，极可能形成了虚寒体质，痢疾夺走了他的性命亦在情理之中。

南宋时，有一年夏天，宋孝宗（1127—1194，1162—1189在位）与礼部侍郎施师闲聊，他说：自己先前饮用冰水过多，导致腹泻十分厉害，庆幸现在身体已恢复健康。施师进谏曰：陛下贵为天子，生死举动皆对江山社稷、黎民百姓影响重大，建议他今后注意身体，慎重饮食。宋孝宗深以为然。（《宋史》第三百八十五卷）

刘备和宋孝宗的经历，生动地说明了腹泻和痢疾对中老年人健康的危害性。夏季生冷饮食易致泻痢，而痢疾从古至今往往都是致命性疾病之一。宋孝宗若处在辟谷状态，饮冰水则很可能成为危害其身体的致命一击。

对于体虚人群，尤其是体虚体寒的女性、老年人，身体虚弱的病人，以及冬天在北方习练气功辟谷的中老年人士，如果饮用冷水、生水，极易导致体虚体寒状况加重，抵抗力下降，甚至可能过阴过寒而出现痢疾、腹泻、虚脱等症状，对健康是极大地损害，无异于饮鸩。智者对此不可不察也。因而这类人群在辟谷的情况下，以饮用温水为宜。

2.身体健康者辟谷期间可饮生水

据《隋书》记载：徐则和建安宋玉泉、会稽孔道茂、丹阳王远知等人，皆精通辟谷养生之道，绝谷养性，仅仅"以松水自给"，隋炀帝对他们的养生之道非常看重。（《隋书·列传第四十二·隐逸·徐则》）

《宋史》记载：赵自然，太平繁昌（今安徽省繁昌县）人，家人以卖茶为业，13岁时，忽然身患重病，父亲送他去青华观修道，做了道士。后来得道，学会了辟谷，不再吃饭食，而且神清气爽，疾病全消，每闻熟食味道就要呕吐。只吃少量生果，饮用清泉之水而已。知州王洞闻知后，报告了朝廷，太守特地召见了他，并赐给一袭道袍。禁军将军郑荣戍边归来，开始修行，也掌握了辟谷之道，只食水果，饮清泉。（《宋史·列传·方技传上·赵自然传》）

近代高僧弘一法师（1880—1942）在辟谷日记中，也多次记录了他在辟谷期间日饮冷水数杯。

3.辩证地谨慎对待饮水安全

《外经微言·伤寒异同篇》指出："伤寒者，冬月感寒邪，入营卫，由腑而传于脏也。"透彻地分析了伤寒病产生于冬季，外感寒邪。饮用天然生水、冷水可能成为伤寒杆菌的来源之一，也会令伤寒病情加重。

总而言之，我们应当根据辨证施治、辨证施功的原则，在北半球的寒温季节期间施行服气辟谷，应当饮用温水为宜；在热带、亚热带地区施行辟谷，则可饮用生冷水。但无论在哪个地区，体寒、体虚或胃肠不好的敏感体质人群，都需更为慎重，忌服冷水、生水，以饮温水为宜，尤其在准辟谷、半辟谷阶段，应谨慎食用、甚至尽量不进食凉性的生冷果蔬。

七、辟谷的祛病康复作用

通常情况下，服气辟谷是习练养生气功达到一定阶段的产物。虽然习练气功达到较高阶段不一定发展到服气辟谷，但服气辟谷必定是习练气功的较高阶段。因此，但凡气功能够治疗的疾病，服气辟谷亦能治疗。马济人在《实用中医气功学》中列举了气功可以治疗12类常见病症和24种疾病，刘天君在《中医气功学》中提出了气功疗法可用于治疗19类常见疾病。理论上讲，对于这些疾病，应用服气辟谷亦可有效治疗。

孙思邈在《千金翼方·辟谷》中说："含灵受气……勤而修之，神仙可致焉。"认为在服气辟谷中，合理的"服水"可以浸润六腑，涤荡五脏，调畅气血，活络通脉，排除病气，增强人体自身修补能力。并认为气功对消渴症、晕厥症、肥胖症以及多种慢性疾病均有治疗效果。辟谷与服水的同时，再配合导引调气法，可祛脏腑之疾。

（一）净化人体内部环境，美容养颜

服气辟谷，最基础、最常见也是最显著的功效，表现在以下几个方面。

其一，对全身进行彻底清仓，排污净化，让胃部、肠道及肝胆胰脾肾均得到休养生息。

其二，根据大隅良典的研究，辟谷能清除人体组织内老弱病残的细胞，通过"废物利用"，将这些老弱病残的细胞分解、吸收，祛除多余的血脂、凝块及增生组织，为人体提供能量。

其三，辟谷在排浊纳清、净化人体污浊之物时，还能将体内的寒气、湿气、浊气、病气等各种毒邪之气排出体外，改善甚至治愈机体气滞血瘀的状态。

其四，在天健辟谷养生功的实践中发现，服气辟谷在淡化黑色素、老年斑，缓解色素沉着，消除青春痘等方面卓有成效，且没有副作用。

其五，在实践中发现，辟谷可降低血脂，还对脂溢性皮炎、癣、痘、疣等皮肤病亦有显著疗效。一般服气辟谷数日后，面部皮肤都能较辟谷前更具光泽、细腻，气色大为改观。

（二）有助于减肥和健美

肥胖症不但对身材造成负面影响，使人行动不便，更关键的是会严重影响健康水平，减少寿命。马济人在《实用中医气功学》中有统计数据显示，肥胖症患者不但比同龄普通人死亡率更高，而且患糖尿病、动脉粥样硬化、高血压、自身免疫疾病以及某些恶性肿瘤的概率更高。

肥胖症产生的原因比较复杂，一般认为是由遗传因素、精神因素、内分泌因素、环境因素等引起。肥胖症患者一般都具有胃部消化功能和肠道吸收功能过于亢奋的特点，进而引发食欲亢奋。这些功能过于亢奋的后果，就是极易导致体重增加。自然辟谷后，人体停止摄入膳食（少许水除外），肥胖症患者依靠服气来维持生命。通过一段时间的辟谷，抑制其过于亢奋的食欲，修复过于亢奋的肠胃消化吸收功能。经过几个疗程的辟谷疗法以后，将过于亢奋的食欲和胃肠部消化吸收功能修复至正常水平，从而逐渐祛除肥胖症。

对于中度以上的肥胖症患者来说，若依靠练功辟谷减肥瘦身美体，需要有针对性地制定严格的练功辟谷康复方案，并认真执行。

定期、有计划地进行辟谷，可以有效地控制体重和调理肥胖症，维持人体健康。所谓肥胖症，是指体重超过正常标准体重20%以上者。中国成年人的标准体重计算方法为：

男性：身长（厘米）—105＝体重（公斤）

女性：身长（厘米）—100＝体重（公斤）

在亚洲特别是东北亚地区各国，这一计算方法的结果具有比较普遍的参考意义。

服气辟谷状态终止饮食后，身体会发生如下变化：一是通过服气直接吸收宇宙能量，不会让身体缺乏营养和能量；二是分解和利用体内囤积的多余脂肪，减肥美体的效果非常显著；三是复谷以后，肌肉通常更加结实健康，体重不反弹或者仅有小幅反弹。

（三）有助于消化系统与泌尿系统疾病的康复

慢性胃肠疾病是常见的疾病，患者容易疏忽大意，延误治疗。胃肠部疾病除了不易根治外，还极容易演化为胃癌、肠癌等恶性疾病，万万不可疏忽怠慢、麻痹大意。

服气辟谷可令人达到"气足不思食"的状态，由于辟谷期间胃中没有食物，胃酸、胃液的分泌减少甚至停止，胃部消化与肠道吸收压力减小甚至消失，胃部消化机能休息，胃蠕动降低或停止，机体消化与吸收系统均处于休息状态，体内包括消化系统在内的各个系统自我修复功能被激活，胃黏膜获得修复，胃功能自我修复工程开始启动。

乌克兰Mediana医疗中心的Voroshilov与美国南佛罗里达大学的医学博士Volinsky等人研究后发现，在禁食期间通过习练气功和吐纳法，可有效减少胃酸分泌，降低空腹饥饿感，并且没有一般禁食时常见的舌苔厚腻、烧心、胃疼等不适症状。

气功和服气辟谷，对胃炎、胃溃疡、十二指肠溃疡、结肠炎、直肠炎等疾病均有良好的调理作用，甚至能够治愈肠胃疾病，从根本上改善、甚至祛除慢性胃炎、胃窦炎、胃溃疡、胃下垂等胃病。

实践发现，一些原先有严重胃下垂、胃溃疡、萎缩性胃炎、胃息肉的患者，坚持习练天健辟谷养生功后，在1个月至1年的时间里，身体渐次发生良好的变化：如胃痛消失，食欲变好，体重显著增加，面部气色红润，抵抗力有较大提升，身体变得强壮。

案例：胡先生，61岁，山东济南人，身高179cm，体重59kg。患慢性肠炎15年，胃下垂25年，平素纳差。另有38年心衰病史，同时患有心动过速、过缓，曾有多次因心衰造成心脏骤停，经紧急送医抢救脱险。主诉：25岁曾因为心脏骤停昏死，新婚半年的妻子因恐惧离他而去。近四十年来，多方求治，苦无良方。学习天健辟谷养生功15天，之后每天坚持练功，遵嘱服气辟谷。3个月后，肠炎造成的经常性腹泻痊愈，胃下垂所致的疼痛症状基本消失，心动过速过缓症状无影无踪，体重增加到65kg，另有多种症状消失，精神矍铄，满面红光。自述食用生、冷、辣食物，胃部亦无不适感。

（四）治未病、抗寒暑的作用

实践证明，辟谷除了能够有效改善和祛除头痛、背痛、精神萎靡、失眠、健忘、神经衰弱等症，改善体质，增加抵抗力的作用以外，还具有抗寒防暑的作用。

在寒带、寒温带地区，常年习练辟谷，还可以增强人体抗寒的能力。古代鲁国人单豹常年辟谷，无论寒暑皆无须着衣，且百病不生。今人亦可以做到。据《气功与生命科学》1995年第二期报道：李某，女，吉林省吉林市人，43岁，1992年12月开始练功，第二天即行辟谷。至报道时，她已经辟谷一年零一个月，辟谷仍在进行中。一年多来，身体虚胖症逐渐消失，十几年的胃内不明肿块经检查后确认消失。吉林市的冬天十分寒冷，最低气温达零下20℃左右。李某辟谷后不畏寒、不怕冷，平时特别想赤脚走路。1992年的冬天，她穿着拖鞋过冬，从来没有感冒过。这与古代鲁国人单豹长期辟谷，赤身穴居岩洞，练就一身抗寒防暑功能是相同的。

辟谷期间，五脏六腑的排毒解毒负担、消化吸收负担等大大减轻，或者完全停止工作，这就给整个人体和各个脏器带来前所未有的休息机会，人体的新陈代谢缓慢而平稳，基础代谢消耗热量十分有限，心态平和，轻松愉悦。盛夏季节及生活在热带地区人们，倘若服气辟谷，无疑将有利于防暑降温和避免燥火。

（五）对息肉、妇科疾病有康复作用

自然辟谷对息肉和妇科疾病具有康复作用，尤其对乳腺增生、乳房肿块、子宫肌瘤、肠道息肉等有显著疗效。

辟谷期间，人体停止进食，当辟谷时间足够长，体内多余的脂肪、血脂、胆固醇被消耗殆尽时，接着会开始消耗体内增生的多余物质，进而渐渐化解肠道息肉、子宫肌瘤、乳房肿块等组织。

邵邻相在2015年国家中医药继续教育项目《中医传统辟谷养生技术培训班讲义》中载：辟谷10至15天肠道息肉消失；辟谷6至10天乳房肿块消失。

服气辟谷对人体其他部位的肿块、肿瘤、增生组织也具有治疗作用。

吉林市人李某经过练功和一年多时间辟谷后，多年不明的胃内肿块彻底消失，有效避免了遭受意外刺激诱发恶性疾病的可能。天健辟谷养生功实践中，也有治愈胃息肉的成功案例。

服气辟谷作为传统的非药物疗法，既能祛除息肉、肿块，又能消除息肉、肿块可能的恶化风险，给患者带来了健康。

（六）具有防癌、抗癌的作用

癌症，这一现代医学难题，许多人谈癌色变。对于癌症，应当坚持"预防为主，治疗为辅"的原则，防范胜于治疗。以下是应用天健辟谷养生功预防肿瘤的成功两则。

鲍先生，1963年生，早年曾经习练道家养生功法，懂服气辟谷，但因工作忙而放弃了气功和服气辟谷锻炼。2014年8月29日，参加工作单位在山东大学附属医院安排的例行体检，发现恶性肿瘤特异生长因子（TSGF）指标49，正常范围0～64。医生叮嘱，指标越高越需要警惕肿瘤，对此没有治疗方法，能做的就是密切关注，经常复查，发现肿瘤滋生，尽快手术切除。2015年12月1日，在同一家医院再次做例行体检，TSGF指标升至57，接近正常值的最高值。之后，鲍先生不敢大意，学习了天健辟谷养生功，每日习练2～4小时，每月辟谷1次3～5天。2016年10月28日，参加在济南市中心医院的例行体检，TSGF指标下降为0.2。之后，每天都坚持练功，每月安排服气辟谷1次3～5天，从不懈怠。在2017底、2018年底、2019年底的例行体检中，鲍先生TSGF指标均为0。

梁女士，1960年生，2015年10月，曾为瘦身美体参加天健服气辟谷学习班，之后断续练功，没有辟谷。2016年12月21日，参加了工作单位统一安排的在医院的例行健康体检，发现CA125指标高达175.58U/mL，正常范围是0～35U/mL。医生告知，该指标和卵巢癌等数种癌症相关，目前无症状，但要每2～3个月复查1次，密切跟踪，也不排除跟消化系统有关。12月30日在同一医院复查，指标升至241.01U/mL。2017年2月20日再次复查，指标为274.71U/mL。之后，患者开始重视，连续辟谷9天，断续练功。2017年6月16日，在同一医院复查，指标下降为48.92U/mL，但仍高于正常值。患者比较乐观，放松了练功辟谷。2017年12月12日，年底体检，指标又上升为198.10U/mL。患者再次开始重视，于2018年3月再次参加天健气功服气辟谷学习，强化练功和辟谷，并连续服气辟谷4天，学习结束后，回家继续坚持练功。2018年4月27日去医院复查，CA125指标下降为正常值11.71U/mL。

利用练功和服气辟谷，可以有效地预防肿瘤的发生，不啻是一条健康之路，值得进一步探索和推广。

服气辟谷中断了癌细胞营养供给，以此"饿死"癌细胞。与此同时，通过服气为体内健康细胞提供能量，以维持人体正常生存所需。国内外有许多利用气功和服气辟谷抗癌克癌的研究成果和成功案例。

浙江省金华市中医院与上海中医药大学刘先勇等人通过实验，研究了半辟谷（辟谷食饵）对S_{180}腹水癌小鼠生存质量的影响。结果发现，半辟谷（辟谷食饵）能提高S_{180}腹水癌小鼠的血清肿瘤坏死因子水平，延长存活期限，改善生存质量。

辽宁省社会科学院赵松林患贲门癌，医生判断只有3个月的存活期。然而，赵松林通过练功和服气辟谷后，奇迹发生了，他"共辟谷20天，一举消灭了癌症"，神奇般地痊愈了。此时，距离医生判断他只能存活3个月仅仅过去了103天，便摘掉了癌症患者的帽子，他说"不是3个月癌症消灭了我，而是我3个月消灭了癌症"。

对于癌症患者，将气功和服气辟谷结合起来，可以有效地抗癌、克癌，减轻患者痛苦，显著延长患者生命，也有大量的气功辟谷结合成功治愈癌症的案例。

（七）治疗高血压，预防脑卒中

脑卒中，又称为脑中风，脑部缺血及出血性损伤是主要的临床表现，发病后病死率和致残率都非常高，是世界上最重要的致死性疾病之一。据2018年10月28日中央电视台《新闻联播》报道："老年病"脑卒中在中国呈年轻化趋势。中国卒中协会的调查显示，在40岁到60岁人群中，有15%处于脑卒中高风险，被认为"老年病"的脑卒中呈年轻化趋势。专家提醒，高血压、糖尿病、血脂异常等高危人群要特别注意加强干预。传统上的中老年疾病呈现年轻化趋势，与年轻一代的工作压力、生存状态、缺乏足够的室外锻炼密切相关。气功和服气辟谷可净化血液，分解血液里的凝块和污浊物，溶解血管壁上的血脂及胆固醇，让肥厚的血管壁瘦身，从而降低高血脂与高血压及其带来的健康风险。

天健辟谷养生功在实践中发现，气功与服气辟谷结合可以有效地治疗高血压等疾病，取得了一些成功的经验（详见本书附文：薄法平《基于气功和辟谷条件下的高血压的调节治疗分析》）。

邵邻相在《中医传统辟谷养生技术培训班讲义》载：辟谷1至2天体内贮藏的糖原耗尽，2天后血糖明显下降，继续辟谷血糖可至正常水平。

辟谷第3天，开始消耗体内多余脂肪，为人体提供能量，因此前3天有时会有血脂短暂升高现象，3天后明显下降，继续辟谷可至正常水平。

辟谷3天后，血压明显下降，随辟谷时间的延长，血压可至正常水平。

对于糖尿病患者，一般辟谷两三个疗程，每次疗程约10天，通过胰腺的自我修复，可使胰岛素分泌恢复正常。

据《气功与生命科学》1994年第六期报道：陈某辟谷69天，其多年的高血压、脑动脉硬化痊愈，消除了此前脑出血复发的诱因；消化吸收能力增强，体重增加，满面红光，原来满头银发变成了淡黄色。陈仲荣认为"辟谷服气必须坚持两个结合，即辟谷与'服气'结合，辟谷与吃少量水果和蔬菜相结合"。在谈到辟谷期间能量来源时，他认为，"人不吃饭，还照常活动，所需能量从哪里来？当然，辟谷时间短的，比如三五天，十天半月的，肥胖之人或者大个子可以靠吃老本，即靠减轻体重来维持，但正常体重的人要长期间辟谷，就得靠采集宇宙间的能量了，即古人所说的服气，或食气了……服气服了69天，就等于天天在吃饭，这是一种有质无形的能量。只有练功的人特别是辟谷过的人，才能感知这种能量的真实存在。"

以上案例说明，气功与服气辟谷结合，可以有效地治疗高血压、高血糖、高血脂等常见疾病，服气辟谷对于降低三高有特效。若能够坚持练功和按计划服气辟谷，可以从根本上祛除以上常见疾病。

八、辟谷对精神健康有积极的作用

练功和辟谷期间，许多穴位开启，身体经络畅通，人体和宇宙能量之间的通道打开，真正做到天人合一、人天一体；通过食气、服气，宇宙能量直接作用于人体，祛除沉疴，令人心情舒畅，精神喜悦，神清气爽。

另外，人体进入辟谷状态后，由于不再摄入食物，体内血液循环无须每日数次地优先供应消化系统，五脏六腑的排毒解毒功能也相应地处在低工作强度状态，不再耗费过多的血液，大脑的供血、供氧皆充足，使人精力旺盛，因此可有效改善健忘症，增强记忆力。

辟谷有益于身心健康，让人身强力壮、精神焕发，因而有助于事业成长、家庭幸福，甚至有助于提升人生运程与家族运程，最终收获一个"身其康强，子孙其逢吉"（《尚书·洪范》）的人生。

九、不当"辟谷"的危害

通过练功或者由高级气功师加持，患者可达到"气足不思食"的状态，即可开始服气辟谷，进一步祛除多种慢性病、疑难病。然而，若没有掌握正确的辟谷方法，就草率地中断进食，则是错误的做法，对人体有害而无利。试图通过辟谷寻求健康的人们，应当注意如下几点。

（一）未经练功，不要辟谷

人体进入服气辟谷状态后，一般没有饥饿感，也无进食的欲念，对于食物无食欲，从而可以轻松无负担地告别食粮，进行辟谷修行，以达到祛病健康之目的。

服气辟谷状态不是任何人想要就能立刻拥有的，也不是轻轻松松、随随便便就可以达到的，需结合严肃认真的气功习练，使自己气感充盈，才有可能进入自然的服气辟谷之状态。

辟谷应当在有经验的气功师的严格指导之下进行，以保障辟谷的安全性。未经较长时间的练功，没有气功师的指导，一般不要自行"辟谷"，更不要将损害健康的强行断食视为辟谷。

（二）忍饥断食，不是辟谷

在没有练功服气吐纳的前提下，强忍饥饿感，自行停止进食，强制自己进行不计后果的虚假"辟谷"，人体会因为饥饿而有持续强烈的食欲，使胃部分泌含大量胃酸、胃蛋白酶的胃液。

由于胃部没有了食物，频繁蠕动和分泌过多的胃酸会严重刺激胃黏膜与十二指肠黏膜，不但会出现反胃、胃痛、肠胃部灼烧感等症状，严重者还会导致胃溃疡、胃穿孔与十二指肠穿孔等，甚至危及生命。

人体过度饥饿时，还可能因糖原不足，使得脂肪分解过多造成酮体堆积，引起饥饿性酮症，使血液酸化发生代谢性酸中毒，尿中会出现酮体。严重者还会因血液中酮体积聚过多引发代谢性酸中毒。

有新闻报道，在2012年9月，武汉市，年过六旬的李婆婆，听闻辟谷对健康有利，"只要适当饿几天，整个身体就会跟着好起来"，因不舍得花钱拜师，便跟风自己在家中开始了断食"辟谷"的尝试。开始的几次，每次维持二三天，身体都没什么大碍，甚至有次还坚持饿了5天。9月，李婆婆打算"辟谷"7天，但在断食的第三天，她就产生了严重的肠胃不适感，第七天时，她因疼痛难忍，被女儿送至武汉市普仁医院。经过检查发现，李婆婆十二指肠球部溃疡穿孔，同时引发了弥漫性腹膜炎与贫血等，经紧急手术救治才脱离生命危险。

对气功辟谷了解甚少的普罗大众，在道听途说、一知半解的状况下，强行自我断食，最终非但达不到目的，还会适得其反，导致健康受损，严重者还可能造成死亡。

（三）练功达标，方可辟谷

初学者从开始练功过渡到服气辟谷，在这一过程中应认真体察自身感受。经导师确认可以尝试辟谷的时候，部分习练者可先行尝试半辟谷，酌情进食果蔬及红枣、桂圆、松仁等，或服食经炮制后的黄精、茯苓等药饵。之后，可以循序渐进地进入全辟谷状态，亦可根据自身具体情况选择复谷，并继续坚持练功，待功力深化、层次提升之后，再逐步过渡到全辟谷。

在有经验的气功导师发外气协助辟谷的条件下，可以遵嘱渐次进入辟谷状态。

第三章　腹式呼吸简述

腹式呼吸，是指呼吸时腹部有节奏缓慢起伏的呼吸方法。根据腹部起伏状态的不同，可以划分为顺腹式呼吸和逆腹式呼吸。特别需要指出的是，无论是顺腹式呼吸还是逆腹式呼吸，都是练功修行达到一定阶段后，自然而然出现的一种呼吸状态。由于人们的修行目的、修行方法和修行深度均有很大差别，对腹式呼吸的理解存在着差异，欲给腹式呼吸下一个恰当的定义，的确是一件困难的事情。正因为如此，在汗牛充栋的古今气功典籍中，甚至在气功词典中，一直难觅这样的定义。

腹式呼吸是最重要、最常用的呼吸方式。早在几千年前，中国的佛家、道家、阴阳家和医家的修行者们就发现，调整呼吸可以打开通往灵性和健康修行的大门。

《庄子·大宗师》说："古之真人，其寝不梦，其觉无忧，其食不甘，其息深深。真人之息以踵，众人之息以喉。"古代有道之人睡觉不做梦，起床后无忧虑，饮食不求精美，呼吸时气息深沉。真人的呼吸直达脚底，而普通人的呼吸只至喉间及肺腑。庄子所说的呼吸方式，气息可由胸部及于足底涌泉穴，据此描述判断应为逆腹式呼吸法。

现在欧美地区某些国家的人也开始习练"能量呼吸""意识呼吸"或"转化呼吸"等深度呼吸方法，作为强身健体的重要手段。

一、古人对调整呼吸的认识

调整呼吸，指练功修行达到一定阶段后，通常使用的自然呼吸方式被特定的深度呼吸方式所取代，而自然过渡到特定深度呼吸方式的过程。这一过程是练功修行达到较高阶段的产物。

《素问·上古天真论》提出："上古有真人者，提挈天地，把握阴阳，呼吸精气，独立守神，肌肉若一，故能寿敝天地，无有终时，此其道生。"这里所谓"提挈天地，把握阴阳，呼吸精气，独立守神"即呼吸之道也，呼吸的时候，全神贯注，精气在上丹田和下丹田之间通达，气息上及百会，下及涌泉，并与季节气候环境的变化相适应。

而在《外经微言·呼吸篇》中也有论述："雷公问于岐伯曰：人气之呼吸，应天地之呼吸乎？岐伯曰：天地人同之。"强调了呼吸吐纳时，要顺应天地自然环境的变化，实现天地人之间的能量交换，实现天人合一。故帝师岐伯说天地人的呼吸是相互感应的。

　　后世之人根据古人提出的祛病健康的思想，逐渐引申和形成了清净自然、天人合一、凝神聚气、调和阴阳的气功修炼原则。练功需要清净自然，讲求天人合一，即思维意念要到位，并通过凝神聚气，也就是调气、调息，从而调和阴阳。

　　孙思邈在《千金要方·养性》提出："善摄养者，须知调气方焉。调气方疗万病大患，百日生眉须。自余者不足言。"要成为善于养生的人，必须首先了解调气的方法，又称为吐纳法。掌握好呼吸的方法可以祛除百病，习练百余日，还能促进眉毛、胡须、毛发的生长，延缓衰老，益寿延年，其他小毛病的治愈状况就更无需多言了。孙思邈在本篇中还提出，调气需"引气从鼻入腹，足则停止"。

　　明代张景岳在《类经·二十八卷·运气类》中，谈到养生运气时，推荐了《蒋氏调气篇》和《苏氏养生诀》等吐纳服气法。其中《蒋氏调气篇》就谈到："善摄生者，必明调气之故。欲修调气之术者，当设密室闭户，安床暖席，偃卧瞑目。先习闭气，以鼻吸气，渐渐腹满，及闭之久，不可忍，乃从口细细吐出，不可一呼即尽。气定复如前闭之。"从中可以明显感受到是受了孙思邈所述彭祖养生法的影响。而《苏式养生诀》即苏轼《上张安道养生诀》，其调气法为："自觉出入息调匀微细，即闭口并鼻，不令出气，此为闭息。……下入脐下丹田中，待腹满气极，则徐出气，但不得令耳闻声。"苏东坡指出，初练此法虽然感觉不到有什么效果，"但累积百余日，功用不可量，比之服药，其效百倍"。这说明了宋明时期的养生家们对调整呼吸已经非常重视。

由此可见，古人注重研究养生之道，从黄帝时代就对调气法研究颇深，并能熟练掌握腹式呼吸等深度呼吸法。

二、深度呼吸法简述

近年来，气功这一东方古老的修行方式在世界范围内广泛传播，成为中老年人群中渐渐流行的健康美体运动。呼吸是气功的基本要领之一，也是人的基本功能，每个人从出生开始，需要一直呼吸，直到生命终结的最后一刻。虽然每个人对呼吸都不陌生，但任何事物都是千差万别和丰富多彩的，呼吸的方式也并非仅有一种。人们通常感受到的呼吸只是最初级、最普通的自然呼吸方式。而在佛家、道家、医家、武家的修行者中，特别是得道者，无不使用深度呼吸方法，并由浅入深。

深度呼吸法一般包括全身呼吸法、胸式呼吸法、腹式呼吸法等，但应用最广的是腹式呼吸法，因此，这里仅着重介绍腹式呼吸法。

几千年来，腹式呼吸法伴随着崇尚修为的佛家弟子、道家弟子及山中隐士们，归隐在山林中，以口口相传和身体力行的方式，在师徒之间一代代隐秘流传。逆腹式呼吸法更被作为师门秘籍，仅在掌门人之间秘密传授，以此保障接班人拥有更高实力。深陷名利场中的人们和凡夫俗子对此知之甚少，绝大多数人可能闻所未闻，见所未见。因此，在通常情况下，在日常社会生活中，人们普遍不谙此道，更谈不上自如地使用。

《外经微言·呼吸篇》载："呼出者，阳气之出也。吸入者，阴气之入也。故呼应天而吸应地。"即呼吸关乎天地阴阳之道，是连通人与宇宙、地球自然界的基本方式，是习练气功筑基和打通任督之要法。

老子认为："载营魄抱一，能无离乎？专气致柔，能如婴儿乎？"（《道德经》第十章）"致虚极，守静笃。万物并作，吾以观其复。"（《道德经》第十六章）老子清楚地指出了修行需要高度专注，抱真守一，呼吸气息柔和。那么，怎样才能做到呢？就要专注于虚空，做到心外无物，进入至极至虚的境界，通过"复观"和"体察"可检验是否脱离"载营抱魄"及是否有宛若婴儿般的"胎息"之境。

各种深度呼吸法的具体表述和表现形式无论有多少差别，相去都不太远，根本目的都是为了调神益气，感应天道，开智悟理。有关深度呼吸法的知识传授和规则要求，传统上只在师徒之间代代流传，显然有其特定的内在道理。深度呼吸法被隐秘传授的原因很多，最根本原因在于这种方法通常不适用于人们简单地模仿和自行习练，需要拜师学习，便于随时随地接受具体指导，不可妄自揣摩。对于灵性低、身体弱的人来说，尤其需要谨慎对待，未经导师许可，不要习练深度呼吸法。

三、顺腹式呼吸法

顺腹式呼吸，是以吸气时腹部隆起，呼气时腹部缩回为特征的一种呼吸方法（刘天君《中医气功学》）。初学者可利用顺腹式呼吸法，来调整自己的呼吸。顺腹式呼吸发出来的内气比较平顺柔和，呼吸速度可快可慢，强度适中，易于掌握。这种呼吸方法，是气功习练者应当掌握的最基本的深度呼吸方法。

练功时，顺腹式呼吸的操作步骤如下。

1.预备姿势：自然站立，全身放松，意念集中在百会穴或下丹田，上丹田、中丹田、下丹田、涌泉穴大致连成一条直线，舌抵上腭，口齿闭合，以鼻呼吸或者鼻吸口呼。

2.向下吸气时，膈肌收缩，腹压升高，腹部微微凸出；呼气时，腹部自然回收。

3.气流由鼻吸入和呼出，力求做到柔、细、匀、深。

4.吸气时，腹部微微隆起用意念引导吸气至下丹田。呼出时，按照相反路径缓缓呼出，加意念将体内的病气浊气呼出体外。

5.亦可以鼻吸气，以口呼气，吸气和呼气皆须坚持柔、细、匀、深，徐徐而动。

顺腹式呼吸是一般练功的基础呼吸法，其要领通常比较容易掌握，初学功者一般可习练此法，以提高功力，祛除疾病，增强体质，强化真气内守和打通任督。

习练时，按照自身的肺活量，以适宜速度一吸一呼，呼吸应当均匀、细腻，不急不躁。

练功讲求调身、调息、调心合一。习练腹式呼吸法，除了动作、呼吸配合适当外，意念也是非常重要的因素之一。

初学者，在动作、呼吸和意念三者之间，有可能顾此失彼，无法兼顾，达不到合一。那就暂时不加意念，重点练习动作和呼吸的配合。待可以做到动作、呼吸合一以后，再重点习练加意念。

其实，所有的意念，是初学者必须掌握的。待到完全掌握了之后，就无须特地加什么意念，一切都自然而然了。

四、逆腹式呼吸法

逆腹式呼吸，是吸气时腹部回缩、呼气时腹部膨出的一种呼吸方式（刘天君《中医气功学》）。逆腹式呼吸的实操方法，除呼吸时腹部运动方向与顺腹式呼吸相反之外，其余要点基本与顺腹式呼吸法一致。

在武家气功中，逆腹式呼吸法属于常用之技，是练武之人必修的呼吸方式。习武者的体质一般较常人更为健康，有时一些习武之人会利用腰带束紧腰部，以保持和增加腹压，以便产生更大的气和力。武家气功功底深厚之人，修炼逆腹式呼吸法后，可通过气沉丹田，并运行真气至全身任意部位，使通体宛若穿着铠甲般结实抗击，或者运气至掌部、足部，通过瞬间爆发，以产生极大的打击力，更有利于搏击打斗。

在诸多呼吸方式中，以逆腹式呼吸法的吐纳量最大，血氧含量高，更有利于促进血液循环与新陈代谢，有益于强筋健骨，因而成为习武者的不二选择。因此，在过去，逆腹式呼吸法作为气功与辟谷的秘籍，被武林中人广泛采用。

逆腹式呼吸法集人体经络、思维、精神于一体，进行同步呼吸运动，通过调整呼吸，强化思维、精神与宇宙能量之间的联系，达到深度调动宇宙能量，促进人体与宇宙能量的和谐统一，从而疏通经络，理顺气血，祛除疾病，增强体质，达到强身健体的目的。

逆腹式呼吸法是气功习练者需要掌握的重要的呼吸方式和呼吸技术，对于习练者的身心健康和灵性提升有极大的帮助，有利于在短期内取得满意的身、心、灵健康效果。逆腹式呼吸法是天健辟谷养生功特别注重的基本呼吸吐纳法，也是天健辟谷养生功的基础，习练要领有以下特点。（图3-1）

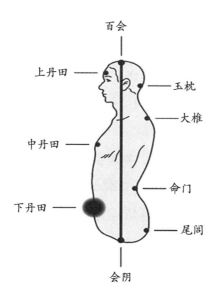

图3-1 逆腹式呼吸法涉及穴位示意

1.以鼻呼吸或鼻吸口呼

天健辟谷养生功中的逆腹式呼吸法，一般要求以鼻吸气与呼气。但胃肠疾病及呼吸系统疾病的患者，亦可鼻吸口呼，并用意念化去病灶、呼出病气。

在传统上，许多气功流派都主张以鼻吸气、以口呼气。如陶弘景在《养性延命录·服气疗病篇》就说："凡行气，以鼻纳气，以口吐气，微而引之，名曰长息。"但在实践中，由于鼻孔纳入气的时长与口呼出气的时长不同，口呼气的时长一般快于鼻纳气的时长，特别相对于中老年慢性病疑难病患者来说，这种吐纳法并不令人感到惬意。因此，天健辟谷养生功主张，以鼻完成所有的吸气与呼气动作。

但患有胃病及内火旺盛者，则应当坚持鼻吸口呼之法，以利于吐出内火，祛病健身。

2.牢记"柔、细、匀、深"

进行逆腹式呼吸时，要围绕"柔、细、匀、深"四要素，即呼气和吸气时，都需要深入、细致、均匀、缓慢，并且尽量延长一吸一呼所用的时间，最大限度地吸入氧气，呼出二氧化碳和病气、浊气，并将每分钟的呼吸次数降至最低。与此同时，用心体会劳宫穴、涌泉穴、百会穴的感觉。

3.吸气

进行逆腹式呼吸的吸气时，首要牢记"柔、细、匀、深"四要素，再以鼻孔吸气，轻柔地深吸气至下丹田。

吸气时，随着气的吸入，胸部和上腹部自然隆起，下腹部自然收起。如能持久修炼，会感觉到劳宫穴、涌泉穴有外气（宇宙能量）进入体内。

4.呼气

进行逆腹式呼吸的呼气时，也需牢记"柔、细、匀、深"四要素，再轻轻地通过鼻腔缓缓呼出，或者徐徐口呼而出。

呼气时，随着气的呼出，胸部、上腹部和下腹部自然恢复原状；气流自下丹田向上至中丹田，经胸肺至鼻孔而出；同时感到劳宫穴、涌泉穴有热气流（宇宙能量）轻轻溢出，也可认为排出的是浊气。

5.循序渐进

长期坚持、不懈探索和锐意进取的习练者，将会体验到百会穴、会阴穴及长强穴部位，随着呼吸而自然微微起伏的奇妙感觉，这意味着进入逆腹式呼吸的高级阶段。

在习练逆腹式呼吸法的吸气时，绝大多数初学者一般很难做到气沉下丹田，大多数人都只能吸气至膻中穴，即中丹田。此时不用刻意追求，也无需着急与担心，要顺其自然，经过一段时间的努力，方可做到气沉丹田。而过于肥胖的人、患慢性病疑难病者和中老年朋友，需要的时间会更久些。不过，只要是持之以恒认真练习，大多数人都可以深吸至下丹田。

中老年朋友和有生殖系统疾病的患者，在习练逆腹式呼吸时，可随着吸气收阴、呼气放阴；痔疮患者，也可随着呼吸放肛、收肛。收放会阴穴，可促使内气激荡于患病部位，达到顺气血、通经络之目的。

6.关键要领：以意引气，以气引动

以意引气，以气引动，其中意即思维，气即呼吸，动即动作——以意念引领呼吸，以呼吸引导动作。

从自然呼吸到熟练运用逆腹式呼吸，需要多年的长期细心体察、体悟，掌握起来并不容易，一些初学者甚至可能短时间内难以找到感觉。但在掌握逆腹式呼吸法的要领后，习练者会越来越得心应手，可随时随地发动吐纳运动，平时散步或休息时，若环境良好、空气清新，皆可随时进行吐纳，这十分有益于健身与修身养性。

熟练掌握了逆腹式呼吸法的基本要领后，有心人可以继续沿着修习之路，再去努力追寻行气和运气之法。

五、腹式呼吸法的作用

长期习练腹式呼吸法，习练者熟练掌握要领，修炼功夫达到一定程度后，便可以打通任脉和督脉，进而可以打通气海和气收丹田，聚敛内气，可促进机体内循环，气血畅通，达到强身健体之目的。具体而言，腹式呼吸法有以下作用。

（一）扶正固本，益气养元

腹式呼吸法属于气功中的筑基功，是气功的基础。古人认为成年人因为婚育和有了性行为而破体，使精气外泄。所以，凡修行练功者，都应当先筑基，以便修复破损之体，恢复精气和元气。

长期习练腹式呼吸特别是逆腹式呼吸，进入老庄所说的"实其腹"和"其息深深"之境，是走向气沉丹田和真气内守的捷径。气沉丹田和真气内守是行气、运气的前提，而长期习练腹式呼吸特别是逆腹式呼吸又是气沉丹田和真气内守的基础。

下丹田范围包含气海、关元与命门等穴。对此，明代张景岳《类经·附翼·大宝论》曰："人之初生，生由脐带，脐接丹田，是为气海，即命门也。所谓命门者，先天之生我者由此而受，后天之生我者由此而载也。夫生之门即死之户……以其为生气之源。"在《类经·藏象类·十二官》中又云："气化之原，居丹田之间，是名下气海。天一元气，化生于此。"宋代张君房《云笈七签》收录的《诵黄庭经诀·脾长章》指出："《玉历经》云：下丹田者，人命之根本，精神之所藏，五气之元也。"由此可知，下丹田为人体生气之源，是真元之气的产生与积聚之所。以逆腹式呼吸法吸气入腹后使之沉入丹田，可固护命门，培补与保养丹田元气，改善人体之虚，推动与调节脏腑气化，有祛病健身之效。

《黄帝内经》特别强调肾脏的作用："肾者主水，受五脏六腑之精而藏之。""夫精者，身之本也。"《外经微言·从逆窥源篇》也指出："真阴者，肾水也。……人节欲少而纵欲多，过泄其精，则肾阴水亏矣。"

古人认为肾精、肾气是构成人体生命的基本物质，是人生命健康之根本，对其他脏腑的正常功能有着重要影响，过度泄精会造成肾水亏虚。脾肾两亏者，习练腹式呼吸十分必要。

当习练腹式呼吸法至特定境界时，可以自行掌握运气，让真气行走于全身，刺激神经末梢，增加血氧含量，打通经脉，从而扶正固本，强身健体，筑牢身体健康的基础。

（二）促进副交感神经亢奋，让人更深地入静

交感神经和副交感神经是人体内自主神经系统的重要组成部分，两者功能相反。

在生命正常运转的情况下，交感神经和副交感神经处于相互平衡与制约中。当人体处于运动、紧张或兴奋状态时，交感神经兴奋，此时心率、呼吸加快；当人体需要恢复平和、安静状态时，副交感神经兴奋。

副交感神经兴奋，能在抑制交感神经兴奋的同时，使瞳孔缩小，心跳减慢，皮肤和内脏血管舒张，小支气管收缩，胃肠蠕动加强，括约肌松弛，唾液分泌增多，等等。

假若副交感神经功能弱化，人就难以入静，睡眠差。腹式呼吸可促进副交感神经亢奋，有助于人恢复平静，缓解紧张情绪，释放压力，解除疲劳，使人更容易入静，进入禅定状态。

（三）增强组织活力，促进血液循环

腹式呼吸可增加肺活量。长期习练逆腹式呼吸法，还可令呼吸日益顺畅，吐纳量远超常人，从而激活心肺、胃肠、脑部和四肢各组织、各关节的活力，恢复其原有的动能，让患者

早日康复，助推中老年人重新焕发青春活力。

腹式呼吸可增强血液含氧量和脑供氧量，加强胃肠动力，既有利于食物消化和吸收，又能解决便秘问题，代谢自然顺畅，促进血液循环，并使血脉愈加旺盛，提升自我免疫能力，恢复和增强机体自愈能力。

实践表明，有些中老年人心肺功能不足，有心慌、胸闷、气短等症状，习练逆腹式呼吸后，上述症状可逐渐消失。

（四）腹式呼吸有利于掌握行气之道

一般来说，掌握了腹式呼吸要领后，坚持习练，不但可祛除胸闷、胸痛、气短、心慌等症，还能令人精力充沛，心情轻松，红光满面，头脑清醒。而且在练功过程中，习练者还可尝试以意念行气，即"以我之心，使我之气，适我之体，攻我之疾"，学会行气，掌握对身体不适症状的自我调节、自我治疗，是习练气功的目的之一。

在熟练掌握腹式呼吸法后，习练者可逐渐探索行气之法，自主通过意念调度体内真气（宇宙能量）经过病变部位或器官，以理顺病变部位或器官的气血，化解瘀滞，消除病灶，疏通经络。例如，当肩部、颈椎或肺部、肝部等有不适感或发生病变时，可通过以意引气，令真气洗涤病灶，激发机体代谢潜能，促进痊愈。

（五）祛除亚健康，促进疾病康复

常见有功力、有德行的人，无论男性女性，往往红光满面，精神焕发，背挺腰直，体力充沛，面部肌肤饱满无褶皱，白里透红，可谓身心俱佳。

人之身体发肤、颜面五官，既受之父母，也受之上苍，要精心呵护才能健康。外表健康，体检指标正常，这是表层的健康；经络通畅，气血顺畅，阴阳平衡，心情愉悦，则是更深层的健康。

身心健康是指表层和内里都健康，这样的人看上去往往是心情愉悦，神态放松，经常喜上眉梢。

腹式呼吸是一种有氧运动，有利于人体恢复平静，提高睡眠质量，使身体得到充分的休息。

《素问·生气通天论》指出："汗出偏沮，使人偏枯。汗出见湿，乃生痤痱。高粱之变，足生大丁，受如持虚。"明代医家陈实功在《外科正宗》中提及："粉刺属肺，皆由血热郁不散所致。"说明古人早就认识到，皮肤的痤疮、粉刺等，是湿气太重或者血热郁而不散所生。而长期坚持习练腹式呼吸，不仅能增强心肺功能，增强腹压，维持腹肌弹性，还可以促进周身气血运行，调整阴阳平衡，有助于治未病。

《素问·上古天真论》指出："女子七岁肾气盛，齿更发长；二七而天癸至，任脉通，太冲脉盛，月事以时下，故有子；三七肾气平均，故真牙生而长极；四七筋骨坚，发长极，身体盛壮；五七阳明脉衰，面始焦，发始堕；六七三阳脉衰于上，面皆焦，发始白；七七任脉虚，太冲脉衰少，天癸竭，地道不通，故形坏而无子也。丈夫八岁肾气实，发长齿更；二八肾气盛，天癸至，精气溢泻，阴阳和，故能有子；三八肾气平均，筋骨劲强，故真牙生而长极；四八筋骨隆盛，肌肉满壮。五八肾气衰，发堕齿槁；六八阳气衰竭于上，面焦，发鬓斑白；七八肝气衰，筋不能动，天癸竭，精少，肾脏衰，形体皆极；八八则齿发去。"根据这一天癸理论，人到中年后，气血开始衰退，受其影响，机体各种衰老症状随之而来：一般情况下，男性在五十六岁，女性在四十九岁，开始进入更年期，各种亚健康症状和慢性疾病也纷至沓来。

而习练腹式呼吸，可以对防治多种慢性病、疑难病有显著疗效，慢性疾病患者长期习练有助于疾病康复。

因此，亚健康人士及患慢性病的朋友，如能长期坚持习练腹式呼吸，可消除疲态，祛除潜在疾病，促进疾病康复。

天健辟谷养生功，将气功、辟谷与逆腹式呼吸结合起来，有效地治愈了许多"三高"、胃溃疡、慢性胃炎、胃下垂、疑难皮肤病、不育症等患者。

六、腹式呼吸法的要求

万物皆有道，道法自然。孔子曰："道也者，不可须臾离也。可离，非道也。""慎思之，明辨之，笃行之。"（《礼记·中庸》）这是习练和掌握腹式呼吸之法的正确态度。顺腹式呼吸和逆腹式呼吸是练功修行者最常用的两种深度呼吸方法，二者有明显的区别。普通练功者在练功的初级阶段，能够熟练地掌握其中一种即可，无须追求同练以免发生混乱。

古人对呼吸法的讲究很多，有侧重于呼者，也有侧重于吸者，认为有阴、阳及补、泻之别。因此，一旦选择了某种方法，就要持之以恒，日日坚持习练。

1.习练腹式呼吸，要与禅定紧密结合起来。坐禅、立禅、卧禅时，务必做到松静自然，心不静、气不平的时候，不可勉强为之。

2.不同疾病患者，可在导师的指导下，选用适合自己的腹式呼吸方法。学员之间，不可相互攀比，不可过于执拗，应当视自身情况而定，用心细致体察，循序渐进，不可操之过急，以和缓、精妙为要。

3.关于习练腹式呼吸的时间，尽量是早晚各一次，每次15分钟以上，时间越长越好。已退休的中老年人士应该用更多的时间练习。

4.因病但未经大手术或者术后基本痊愈者，只要身体情况许可，均适宜习练腹式呼吸，有助于尽快恢复健康。

5.要适应个体差异，不同的人群，顺腹式呼吸与逆腹式呼吸带来的功效、反应强弱均有不同，不可妄自比攀，应顺其自然。

腹式呼吸法需要在气功导师指导下练习，不可机械模仿和妄自揣度。原则上适合于各个群体习练。但耄耋老者、孕妇、精神病患者及危重病人，一般不适合练习；对于少年儿童等未成年人则需谨慎，应根据导师意见及其自身情况来决定是否适合习练腹式呼吸法。

一些体态偏瘦的青年人，因为没有腰腹赘肉，习练逆腹式呼吸时偶尔会感到腹肌略显紧张，腹部发紧，这属于正常现象。

七、对逆腹式呼吸的理解

药王孙思邈援引彭祖调气法："凡调气之法，夜半后日中前，气生，得调。日中后夜半前，气死，不得调。调气之时，则仰卧床，铺厚软，枕高下共身平，舒手展脚，两手握大拇指节，去身四五寸，两脚相去四五寸，数数叩齿，饮玉浆，引气从鼻入腹，足则停止，有力更取。久住气闷，从口细细吐出尽，还从鼻细细引入。出气一准前法，闭口以心中数数，令耳不闻，恐有误乱，兼以手下筹，能至千，则去仙不远矣。若天阴雾恶风猛寒，勿取气也，但闭之。"（《千金要方·养性》）因此，众多中医气功师都主张，在行呼吸吐纳时，应当以鼻吸气、以嘴呼气。

天健辟谷养生功所采用的逆腹式呼吸法，则主张一般情况下，呼和吸皆可用鼻，以鼻吸气，以鼻呼气。患有胃病、口腔疾病、呼吸道不适及内热者，可以口呼气。其实，顺、逆腹式呼吸法究竟是用鼻纳气、口吐气，或口纳气、鼻吐气，还是以鼻吐纳，应根据习练者的年龄和健康状况等因素决定。

之所以有不同见解，盖因自古以来，在佛家、道家、武家、医家、阴阳家的修行者中，逆腹式呼吸被局限在修行人师徒间隐秘传授，大都深藏不露。朝堂之上、市井之间几乎没有什么传播。历朝历代各个流派的修行者对逆腹式呼吸法的具体领悟有所不同，很难形成具体的理论记录史籍。故在历代史志中，记载的修行者众多，但对于深度呼吸法却记载甚少。

在具体的练功修行实践中，若发现其他功法流派习练要领或观点，与自己所知的并不完全相同时，不必过于惊奇，应继续严格依照导师所传授的来理解、执行与练习，不要轻易受到他人影响，这样才能够避免顾此失彼，避免心急过滥、学无所成。

孙思邈明确指出，每次习练呼吸吐纳法，若能调气千次，便离"登仙"的境界不远了。这说明腹式呼吸法对健康与修行非常重要，长期坚持习练，必会有效益。

八、腹式呼吸技法不得私相授受

自古以来，腹式呼吸法仅在师徒之间隐秘传授。腹式呼吸法尤其是逆腹式呼吸法习练难度大，内在高深，习练者需要经过严格遴选和长期的考察，本着严肃认真和一丝不苟的态度，长期坚守，才能有机会接触到这一呼吸法的内在神韵和要领。

古往今来许多练功修行者习练数年，也仅是了解一些皮毛，一知半解，无法掌握其深刻内涵。出于谨慎原则，腹式呼吸法的传授方式：一是由导师直接传授；二是由导师指定的人负责传授；三是已习练逆腹式呼吸法数年、十数年者，对腹式呼吸有着深刻的理解，被导师认定"可以出师"之人，才有传授此法的资格。若未得到导师授权，任何人不得私下擅自传授。

腹式呼吸法的习练者，在尚未完全掌握功法的情况下，倘若擅自传授，有可能造成习练者出现闭气、走火入魔等偏差状况，引发不良后果，若习练者为年迈体弱多病者后果可能会更加严重，应当慎之又慎。

第四章 会元功

古人认为，天地乃始于混沌初开，自然界万般变化皆起于阴阳之交，而将宇宙天地之数分为十二会，即十天干、十二地支，每一循环约为120000年，始于子、终于亥。因此，《周易》开篇便颂扬道：大哉乾元，至哉坤元，万物滋始，乃顺承天。阴阳之交，鸿蒙初启，即乾元坤元之会，继而万物发育。在《西游记》第一回便有"欲知造化会元功，须看西游释厄传"之说，此"会元功"乃是指天地之万般变化，自然界发育万物之理。第二回则多次提到了休粮、参禅、打坐、睡功、立功、入定、坐关等。这就是天健辟谷养生功之会元功命名的灵感来源。

天地变化之十二会应于人体，则体现在不同时辰（干支纪时）人体之气的变化。亥尽子始之时，则称会元。当此时也，阴阳交合，天清地爽，阳气萌动，万物滋生。天健辟谷养生功的基础功法上及百会而呼天、下至涌泉乃应地，顺自然阴阳之变，应一年四时之化，融汇了佛、道、医家养生功法的特点，以解除疑难病、慢性病带给人们的痛苦为目标，以弘扬中华传统养生文化为己任，引导人们通过吐故纳新、导引、休粮，而达到祛除疾病、生发健康之目的，故称之为会元功。

一、会元功的要领及功效

会元功着重气感练习，进而练习三调合一。气感练习是养生气功的基础。学习养生气功，需要从气感练习开始。

预备姿势（图4-1）

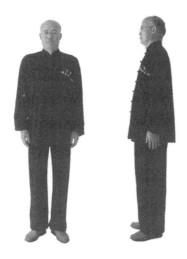

图4-1　预备姿势

取立姿。全身放松，自然站直，两脚后跟间隔约一拳宽，两脚尖呈八字向外自然分开，两肩放平，含胸拔背，双臂自然下垂，双眼微闭，面向前方，下颌微收。

将意念集中在百会穴，以逆腹式呼吸法通过鼻腔轻柔地深呼吸三次，呼吸注意做到柔、细、匀、深，借此清空脑中的杂乱思维，使身心进入松静自然的预备状态。

入静后，保持双手心的劳宫穴相对应的姿势，将双手轻轻抬起至下丹田前方，注意双臂呈弧形，上臂不要贴合身体，两手对应，十指自然张开，指尖间隔约为一拳宽，保持放松状态切勿刻意用力，同时注意不可使肘部过度弯曲，否则双臂无法呈弧形，会影响气血顺畅。此外，双手若抬举过高，例如高于下丹田，亦同样会导致肘关节弯曲过度。

此时，动作、意念和呼吸相统一，自然而然地进入三调合一的状态。

第一势　开合纳气

开合纳气势，包含动作之开合，特别注重呼吸、意念与动作的相互统一，故名开合纳气。

【调息法】一般习练者以逆腹式呼吸法为要，体弱、体虚及久病未愈者宜采用自然呼吸法。

【基本动作】（图4-2）

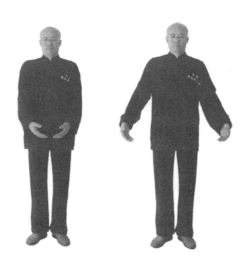

图4-2　开合纳气

意念集中于百会穴或劳宫穴。

双手间隔约一拳宽，按照"开吸合呼"的要领，在预备姿势的基础上，双手及双臂随同呼吸的节奏，做一开一合的往复运动，强化气感训练。

吸气时，双手轻轻地向两侧拉开，当伸展至一定程度、吸气至最大限度时，顺势略做停顿，之后转为呼气，双手随着气的呼出缓缓相合，逐渐回到初始原位。

当双手气感显著增强后，呼吸时，双手劳宫穴的气感分别形成引力和斥力。吸气时，此斥力将双手臂顺势分开；呼气时，此引力将双手臂顺势合起。

【动作要点】特别注意做到：以意领气，以气领功。

第一，动作必须标准，双手在下丹田的前方，双臂呈圆弧形。开合纳气的过程中，无论双臂距离的远近，双手的十指与劳宫穴应大致相对，以便互相感应。倘若手指过弯，指头便无法相对了。

第二，习练者须根据呼、吸的节奏控制双手的开合：吸气则开，呼气则合。"开"所用时间与吸气用时相同，速度相等；"合"所用的时间也与呼气用时相同，速度相等；同时，"开"与"合"的所用时间应当一致。

当多人一起习练时，由于每位习练者的肺活量不同，因此每人开合的时间、速度也不尽相同。因而开合纳气的节奏不便强求统一。但无论是逆腹式呼吸、顺腹式呼吸或是自然呼吸，都要求尽量做到柔、细、匀、深。动作跟随呼吸，尽量轻柔、自在、放松、舒缓，如同少女绣花般心静、平和。

第三，开合纳气势作为气感练习的基础，需习练者凝心体会"气感"，认真感受身体穴位上的能量感，尤其是百会穴的着力感、双手劳宫穴及双脚涌泉穴麻、热、胀的感觉：吸气"开"时，用心体会双手劳宫穴间气感所产生的吸引力；呼气"合"时，仔细感受双手劳宫穴间气感所产生的排斥力。此时，仿佛双手之间有一个柔软温热的"能量球"随着呼吸与开合扩大或者缩小。

第四，双臂和双手应尽量放松，不需刻意用力。开合幅度、速度与呼吸纳气深度、节奏相统一，但切勿任由双臂摆动张开过大，应以有"气感"体验为主，毕竟气感练习的目的是增强气感、能量感，而非动作本身。

初学者进行开合纳气练习时，可放慢、放缓速度，缩小双手张开的幅度，以顺从身体感觉为要。

第五，若没有体验到气感，也不必心急，不必刻意追求，应心平气和，顺其自然。人体的个体差异很大，对气感的体察也有很大差别。

初学者在习练过程中，可能会感到双臂、肩部等部位有疲累感，对此无需过于在意，可略做休息，之后继续练习。疲累一般是由于肌肉、韧带或关节部位，过于僵硬所导致的，坚持练习数日之后，疲累现象则可完全消失；有些患者可能会觉得疲惫，应适当休息，或者暂时减少练功量。

第六，在转换为"第二势手动乾坤"之前，应先慢慢放缓开合动作直至停止，之后继续保持双臂呈弧形状态，原地站立放松。

以逆腹式呼吸，轻轻地深呼吸三次，达成全身心放松之效，预备进入下一势。

【健康效用】本势要求着重体会双手劳宫穴之间的气感，细心体察全身气机的开合，以及内外气在身体各处的出入。

习练开合纳气的主旨在于，修习内气外放、外气内收，重在强化内外气的沟通，不但可疏通全身经络，打通关窍穴位，开启人体吸收天地间宇宙能量的通道，将体内的元气、内气与外界的宇宙能量交融交合，使之汇为一体，以充实内气，从而荣养与保护身体。

开合纳气可直接培补丹田元气，使人体气脉和畅，是旺盛人体生命机能行之有效的采气、聚气之法。

人体疾病是经络不通、气滞血瘀、气血运行失常的结果。中医认为，气行则血行。开合纳气可推动人体内外气出入运动恢复正常，促进内气平衡。让人元气充足，气血运行有序，而气血通则百病不生。

第二势　手动乾坤

【调息法】自然呼吸法。

【预备姿势】接开合纳气势结束动作，意念集中于百会穴或劳宫穴，双眼微闭，下颌微收，全身放松，自然站直。右手沿着手心能量球的外围，缓慢移至能量球的上部，两手劳宫穴相对。此时，右手朝下如按球，左手朝上似托球，置于下丹田前，双手的高度差以各自气感为准。

【基本动作】（图4-3）

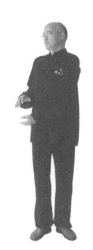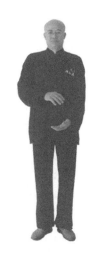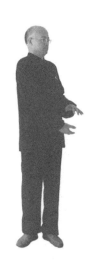

A.下丹田之手动乾坤

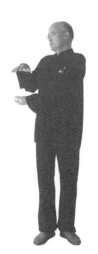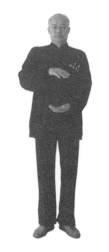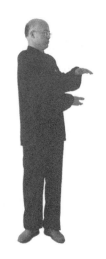

B.中丹田之手动乾坤

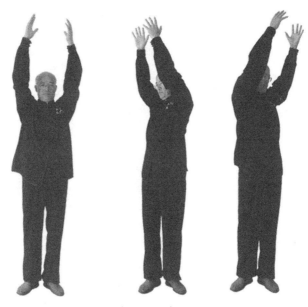

C.上丹田之手动乾坤

图4-3 手动乾坤

保持双臂稳定，使处于下丹田前方上下位置的左右手掌，开始在各自的近似水平面上以顺时针"搓揉"能量球，速度缓慢均匀，上身以脊柱和双足支点为重心，在双手的带动下徐徐向右转动，至不能继续转身为止；尔后沿着能量球体外缘缓缓交换左右手上下位置，左手在上、手心向下，右手位置相反，两手劳宫穴相对应，再以相同的慢速在各自水平面上以逆时针"搓揉"能量球，同时上身在双手的带动下徐徐向左转动，直至最左侧不能继续转动为止。

手动乾坤势需在下丹田、中丹田与上丹田部位各做三次，每次三组。完成后，恢复手动乾坤势预备姿势。

这一势结束恢复预备姿势后，以逆腹式呼吸深呼吸三次，从而全身心放松，也可直接进入下一势。

【健康效用】本势注重调身、调心，即意念与动作的紧密合一，其最显著的作用便是强身与收心。

手动乾坤这一势，应注意以意引动，以气引动，意气合一，在悉心体悟双手劳宫穴之间气感的同时，加强意念引导，运用意识对气机进行自我调节，愉悦身心，是一种成效显著的自我身心锻炼方法。

此势在下丹田、中丹田和上丹田三处部位来回揉搓"气球"，并以意运身，通过意念加持，可有效调理人体上、中、下三焦之各脏腑，如在下丹田部位来回运动时，双手所抱"气球"之气与下丹田之内气形成互感效应，可强肾健肾，培补元气，促进肠蠕动，化解排泄不畅，缓解甚至祛除男女生殖系统疾病；在中丹田时，则可以宇宙能量濡养血脉，激发心、肝、脾、肺的自我愈合与修复功能；在上丹田时，可促进头部气血运行，缓解头晕脑涨症状，改善睡眠，提高记忆力。

第三势 揽月摘星

【调息法】自然呼吸法。

【预备姿势】在完成手动乾坤势后，自然顺势恢复手动乾坤势的预备姿势，开始进行揽月摘星势。

【基本动作】（图4-4）

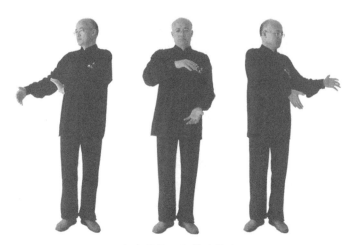

A.中下丹田之揽月摘星

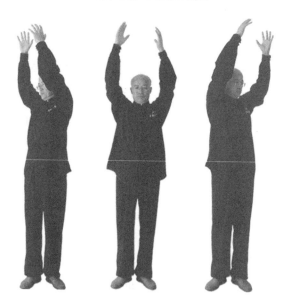

B.上丹田之揽月摘星

图4-4　揽月摘星

在预备姿势基础上，开始由后向前转动双手间的能量球：上方右手沿能量球体外缘向前下方划动，下方左手顺势沿外缘由下向后上方划动；右手划至底部时，继续由底部沿外缘向后上方划动，左手划至顶部时，继续由顶部沿外缘向前下方划动。

整个过程中双手之间始终有弧度、呈抱球型，两手心始终相对应。

与手动乾坤势相同，揽月摘星势在前后"揉搓""转动"能量球的同时，以脊柱和双足支点为重心，上身徐徐转向最右侧，然后再徐徐转向最左侧。

向右转身时，右手肘用力，左臂从之；向左转身时，左手肘用力，右臂从之。

在中下丹田与上丹田部位各做三次，每次三组。

【动作要点】手动乾坤势与揽月摘星势皆着重体验双手劳宫穴、双臂及全身的气感。

无论是手动乾坤势还是揽月摘星势，动作柔缓的同时皆需适当用力，做到柔中带刚、缓中有力。

进行揽月摘星势时，双手间距离由自身气感决定，气感强者，双手间距较大；初学者一般气感较弱，可适当缩小双手距离，以感受到气为主，待气感增强时，自然而然地会逐渐增大间距。

【放松动作】完成揽月摘星势后，缓缓地恢复到预备姿势。

预备姿势：接上势结束，全身放松，肩部自然下垂。双手相对，置于腹前，手指呈一定弧度，手心朝上轻轻托着"能量球"底部。

调息法：以逆腹式呼吸法柔、细、匀、深地深呼吸三次，准备进入下一势。

【健康效用】揽月摘星势，其作用可参考手动乾坤。此外，揽月摘星势通过双臂间互带互转的动作加大了上肢和胸椎、腰椎的活动度，不但有益于疏通肩部和上肢的经络与气血，活血化瘀，还活动了胸廓，增强心肺功能，大大纾解胸椎、腰椎的板滞和紧张，抑制退行性病变。

手动乾坤与揽月摘星强调脚下生根，上半身可以左右来回转身，但脚跟不移，此二势皆由肩臂带动腰肢转动，使肩和腰之间得到充分地舒展与放松。

左右有规律的肢体动作和往复转身运动，亦对胁肋部有拉伸作用，此二势不仅可调理脾胃，缓解和治疗各种肠胃疾病，如消化不良，抑制消化吸收系统过于亢奋，纾解颈肩板滞、腰部僵硬等症，还具有一定的涵养肝胆气机的作用，使之畅达而不亢，从而水火既济，各就其职。

《难经·论脏腑》言："肾藏精与志也。""左者为肾，右者为命门。命门者，诸神精之所舍，原气之所系也。

男子以藏精，女子以系胞。"肾藏精，肾是先天之本，肾为"作强之官"，是推动和调节脏腑气化的关键脏器，能滋养脏腑和肢体各部组织。而腰为肾之外府，左右转身旋动腰椎，有益于强肾养精、补元养气。

总体而言，手动乾坤与揽月摘星二势，对头部、胃脘、胸肩、腰肾等部位的多种病症有明显的辅助治疗效果。

第四势　俯仰天地

【调息法】逆腹式呼吸法。

【基本动作】（图4-5）

按照"蹲吸起呼"的要领，以逆腹式呼吸法轻柔、绵长吸气，同时，双手掌心朝上缓缓上抬，将球托在手上。

全身放松，肩部自然下垂。双手相对置于腹前，手指呈一定弧度，手心朝上轻轻托着"能量球"底部，用心体察能量球的温暖、柔软的触感，体会双手劳宫穴的麻、热、胀的气感。

双手沿着能量球的外缘轻轻上移至球顶，手心向下，缓缓吸气的同时，一边缓慢下蹲，一边将球按下，保持髋关节、腿部和膝关节用力，下蹲至不能再往下时为止。注意将体重放在膝关节和脚踝上，而不是直接蹲下，下蹲的速度与吸气的速度相同。

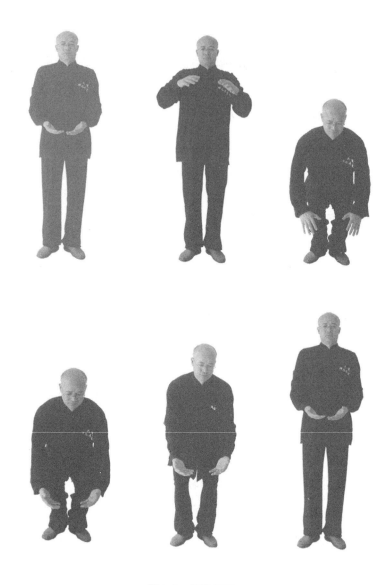

图4-5　俯仰天地

将双手沿着能量球外缘由球顶部移至底部，手心朝上，缓缓呼气的同时，一边缓缓站起，将球轻柔地托起至腹前，身体重心随之缓缓上移，注意起身的速度与呼气的速度相一致。

一般重复做十至十五次，也可以多做。完成俯仰天地势后，恢复为预备势，以逆腹式呼吸深呼吸三次，使全身心放松，准备下一势。

【动作要点】

第一，下蹲时，应尽量保持上身正直，以膝部与腿部力量支撑着身体缓慢下蹲，而不是利用重力作用一蹲到底；双腿与膝盖之间自然靠拢，不可分得过开；注意保持身体的中正状态，身体重心大致垂直于地面，下蹲过程中切忌低头弓腰与向后翘臀。

第二，应尽最大努力向下蹲。一些初学者因关节僵硬、肌肉韧带老化，或有骨质增生等症，只能蹲下一半高度，这就需要坚持练习，主动向病态发起挑战，日渐加强锻炼。随着练习的日益深化，腿部经络得到疏通，气血通畅，关节、韧带即可逐渐恢复柔韧度和应有的弹性，达到康复之目的。

第三，起身时，应注意动作与呼气同步，全身缓缓而起，起身完毕，呼气尽矣。避免忘记呼吸配合，一跃而起。

【健康效用】中医认为，人体"腰以上为天，腰以下为地。故天为阳，地为阴。故足之十二经脉，以应十二月，月生于水，故在下者为阴；手之十指，以应十日，日主火，故在上者为阳。"（《灵枢·阴阳系日月》）人的生命秉持天地、日月、水火而生，故参天而又立地。俯仰天地这一节功法，不但锻炼了腿部肌肉、关节与神经系统，还对腰椎、胸椎起到通经活络的作用，有助于缓解与治疗因风寒、风湿、体寒、体虚等导致的症状。当做完这一动作时，绝大多数习练者都会有全身发热、身心畅快之感。

脊柱对人体健康至关重要，脊柱问题与众多疾病的发生息息相关。若腰椎经络不通、气血不畅，容易导致胸闷、胸痛、两侧腰疼、腹泻、腹痛、月经不调、妇科炎症、性功能障碍、脊椎关节组织易损伤等，成为影响甚至威胁人们生活与健康的常见病症。因此，俯仰天地这一势非常重要，维护脊柱健康绝对不能大意。

俯仰天地势，在调整呼吸的同时，通过大幅度的上身及腿部运动，使脊椎关节与膝关节获得充分活动，不但锻炼了脊柱，缓解腰椎间盘突出与腰部疼痛，还能强健四肢，强壮肩关节和膝关节，锻炼下肢力量，保持下肢运动的力度和灵活度，调节下肢气血的运行，排除体内邪气、病气，消散风湿风寒，因而可以改善或预防各种下肢关节疾病和下肢力量缺乏。

该势引气下行，刺激会阴穴、长强穴，从而改善人体泌尿系统和生殖系统之气血运行，改善甚至治愈不孕不育症，对于泌尿系统、生殖系统和肛肠之常见疾病具有一定的保健和辅助治疗作用。

总体而言，此势外可健壮四肢，柔筋强骨，滑利关节，内则引动人体阳气运行，改善性功能，促进水液代谢，排出寒湿，补益阳气。

第五势　鲲鹏展翅

【调息法】逆腹式呼吸法。

【基本动作】（图4-6）

意念集中于百会穴或劳宫穴，全身放松，安适自如，双臂自然下垂，双手掌心向内，自然垂于身体两侧。

柔、细、匀、深地深吸气，同时掌心向下，双臂如大鹏展翅般从身体两侧轻轻向上缓慢抬起。

双臂平举至与肩大致持平时，手心翻转朝上，继续吸气上举，意念双手托起能量球。

双臂举过头顶时，意念将能量球合二为一，两手劳宫穴相对，将能量球托举于百会穴上方，双手距离以自我气感最强为准，顺势略微屏气、停顿片刻。

之后，双臂自然缓缓放下，手心朝下，同时柔、细、匀、深地呼气，意念将能量球按下，从胸前缓缓落下至身体两侧。

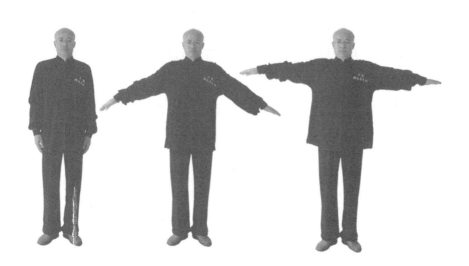

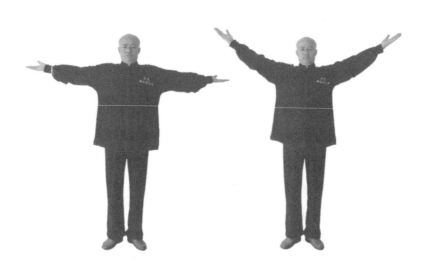

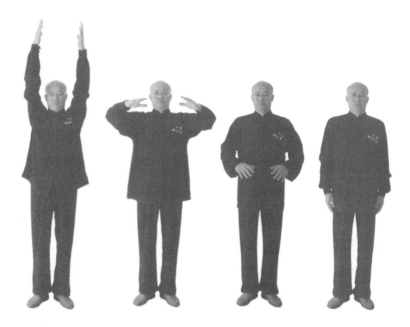

图4-6　鲲鹏展翅

重复做九至十五次，亦可更多。完成鲲鹏展翅势后，恢复初始时的姿势。

【动作要点】鲲鹏展翅势，每一次上举和放下手臂的时间，依个人气感（或肺活量）而定，根据呼气和吸气的节奏均匀把握，调身与调息相统一，动作舒缓而优美。在整个过程中，都需要保持双腿直立、中正，下盘坚稳，立地有根，上身不摇不晃，形似宝塔巍然屹立，又似劲松挺拔刚直，但注意也不可过板。应当不板不摇，刚柔相济。

动作结束后，以逆腹式呼吸法深呼吸三次，全身心放松，过渡到收功势。

【健康效用】此势有收功作用，可行全身之气至丹田，以导气归元，收敛阳气，培补正气。

二、会元功收功势

会元功五势操作结束后，即可进行收功势。练功期间，交感神经处于抑制状态，人体处在全身心放松状态，较为平和与安宁，对外界应激的抵抗性较小，在这一状况下，若突然受刺激则可能导致机体出现短暂的轻微不适。故练功结束，应当做收功势，以便让机体顺利地从禅定、空静的气功态中恢复至常态。

气功界也素有"练功不收功，到老一场空""练功不收功，不如不练功"的说法。收功的重要性的确不可小觑，收功势亦属于练功的一部分，不可敷衍。

收功势整体过程中采用自然呼吸法。

1.干洗脸，干梳头

两手对搓，将手心搓热后，以双手拂面"干洗脸"，以十指分开向头顶抚弄梳理头发"干梳头"，来回各三次。

2.鸣天鼓

① 用两手掌从耳后向中间靠拢，以手掌掩耳，十指互相交叉，自然放于后脑。

② 以食指压着中指，顺势略微用力往下弹击后脑壳，耳内听到如响鼓般的咚咚声。

③ 一般操作20次左右为宜。

鸣天鼓对后脑勺下部的玉枕穴、风池穴或脑户穴有激励作用，可起到提神醒脑，缓解和预防脑中风、头晕、耳鸣、失眠、健忘等症，对以上症状亦有辅助治疗作用。

3.以逆腹式呼吸法柔、细、匀、深地深呼吸三次

4.拍打大椎与尾闾穴

此动作为以左右手交错顺势甩手，轻松拍打大椎穴与尾闾。

①先以右手越过胸前至颈部左前侧，以空掌从左肩侧拍打大椎穴；同时将左手移至身后，以左手手背拍打尾闾。

②交换动作，以左手越过胸前至颈部右侧，以空掌从右肩侧拍打大椎穴；同时将右手甩至身后，以右手背拍打尾闾。

这一动作主要起到放松作用，一般做几十次、上百次皆可，可改善和辅助治疗肛肠疾病、泌尿系统疾病、妇科疾病者，改善和提高性功能等作用。有以上病症者，可适当多做，并以意念祛除之。

大椎穴，亦称百劳穴、上杼穴，为督脉腧穴。人体手足三阳经之气自大椎穴与督脉之气相合后，上行至头颈，发挥作

用。督脉为阳脉之海，大椎是"三阳经及督脉之会"，因而大椎穴又被称为"阳中之阳"。

倘若大椎穴瘀滞，会导致督脉、膀胱经、大肠经、小肠经、三焦经、胆经、胃经不通，当气血不能上达于头部后，大脑因缺血、缺氧会导致人体出现头晕、头疼、失眠、健忘等症状，容易引发脑梗死、肩周炎、手麻、肩部肌肉劳损等病症。

尾闾穴，亦名长强穴，位于尾骨尖与肛门之间，与任督二脉相通。尾闾穴不通，大多缘于久坐，易引发痔瘘、腰痛、便难等症，还会引起任脉、督脉阻塞，妨碍性功能，造成生殖障碍。

故收功势不可小觑。有对应症状者，可以适当多做，并以意念祛除之。

5.拍打巨骨穴与命门穴、腰阳关穴及双肾部位

两手顺势交叉甩动，以右手、左手空掌拍打左右巨骨穴，以左手、右手背及手腕轻拍双肾部位与腰部命门穴、腰阳关穴。

① 先以右手越过前胸，以空掌拍打左肩巨骨穴；同时将左手背移至身后，以左手背、手腕拍打后腰右肾部与命门穴、腰阳关穴。

② 交换动作，以左手越过前胸，以空掌拍打右肩巨骨

穴；同时将右手背移至身后，以右手背、手腕拍打后腰左肾部与命门穴、腰阳关穴。

拍打肩部巨骨穴，可化瘀散结，排湿散寒，缓解肩背痛、臂不举等亚健康状态，还可改善中风后遗症之半身不遂等症状。

《外经微言·命门真火篇》曰："命门，火也，无形有气，居两肾之间，能生水而亦藏于水也。……命门为十二经之主，不止肾恃之为根，各脏腑无不相合也。……命门居于肾，通于任督，更与丹田神室相接。"中医认为，人体有十二条正经，八条奇经，而任督二脉如同人体之子午线，十二经藏于人体四肢，并与命门互根，与五脏六腑相合和。练功中，欲存神于丹田，必须温命门。欲守气于丹田，则必须养命门。

拍打激励腰阳关穴，可以预防、缓解和辅助治疗骶骨痛、坐骨神经痛、月经不调、阳痿及下肢麻痹等诸多病症。故此收功势非常重要。

6.拍打双臂

① 右手呈空掌，以适当力度拍打左臂内侧，从手指、手掌心，经小臂、曲池穴、肘部内侧、上臂内侧渐次拍至左肩前；之后翻转左手臂，再由左肩外侧经上臂外侧、肘部外侧、小臂外侧拍至左手背和十指。

② 左手呈空掌，再以相同方式对右臂内侧自下而上、外侧自上而下先后进行拍打。

③可对曲池穴、肩井穴等重要穴位进行重点拍打。

④一般以左右两肩臂各拍打10次以上为宜，注意两侧拍打的次数相等、力度基本相同。

肺经、心经、心包经、大肠经、小肠经、三焦经六条经脉经过双臂、双手，拍打双手、双臂可调节此六条经脉和相应脏腑经气，促使其血气顺、经络通，意念引导病气浊气自指尖排出体外，具有调理血压、降血糖等作用。有心脏疾病、脑缺血、风湿风寒等症状者，可适当增加手臂拍打次数，以促进症状缓解、促进疾病尽早康复。

7.拍打髋骨部位与臀部

双手呈空掌，以适当力度，自腰部两侧髋骨部位向下，沿着臀部，由外向里，呈大致环形轨迹，往复循环。

长期坚持，有预防、缓解坐骨神经痛，保护腰肌，防治和改善腰椎间盘疾病等症状。

8.拍打双腿

以空掌分别拍打双腿之内外侧、前后侧，上下反复，陆续拍打，以放松双腿肌肉关节，舒适为宜，达到活络筋骨，促进腿部血液循环，恢复机体活力之目的。同时，人体双腿部有肾经、肝经、脾经、膀胱经、胆经与胃经六条经络循行，拍打腿部能滋养相应脏腑，调节脏腑气机。

如与家人或同伴一起练习，可在结束导引练习时，相互间以空掌拍打肩部、背部及脊柱处，以进行按摩。若能以逆腹式呼吸法运气后，以丹田之力，拍打上述部位，则康复效果更佳。

三、会元功与治未病

《内经》提出"圣人不治已病治未病，不治已乱治未乱"的思想，孙思邈发展成为"上医医未病之病，中医医欲病之病，下医医已病之病"，这就将人体疾病治疗与预防保健相结合，并划分为三个阶段，包括防病（未病）阶段、察病（欲病）阶段、治病（已病）阶段，提出了预防为主、治疗为辅的施治原则，要求医术高明的医生都应当将工作重点转移到防治疾病上来，而将治疗作为后续的辅助手段。如果等到病已铸成、气血已乱，再去治疗，则陷入被动，为时晚矣。

当今许多人脑力活动过多，终日忙于工作事务，年年月月离不开电脑、手机，这对身体健康极为不利，不仅导致颈椎、颈肩、腰椎诸多问题，甚至不孕不育症、高血压、高血糖等内科问题亦纷至沓来。现代人出入有车代步，懒于运动，以往只有中老年阶段才会高发的疾病，已经呈现"年轻化"趋势。

古人"不治已病治未病，不治已乱治未乱"的思想，明确地提醒我们，练功养生和辟谷养生不只是中老年人的"专利"，会元功具有治未病的作用，对于年轻人、未病的人更为重要，这些人操练更加符合"治未病"的观念。青年人亦当未雨绸缪，加强练习气功和运动健身，以强身健体。

第五章　天健禅定功

天健禅定功，脱胎于历史悠久的禅定。中国古代儒家的心斋、坐忘，佛家、道家、武家、医家广泛流行的禅坐、结跏趺坐、静坐数息等，古代印度流传下来的冥想等，当今欧美流行的超觉静坐、冥想等功法……皆属于禅定的范畴。禅定，可谓是历史悠久，根深蒂固，传播广泛。

一、什么是禅定

禅定一词起源于佛教，佛教修行讲究戒（戒律）、定（禅定）、慧（智慧）三学，以戒而定，由定生慧，通过此三学觉悟天道，达到修行的最高境界。禅定便是修身获得真正无上智慧这一重要阶段的主要修持之道。

（一）禅定的定义

禅定分为禅与定，禅是梵语Dhyana的音译，定是梵语Samadh的意译。禅与定，都是指让心境、思维高度集中于某一对象，专注于虚空、放松，从而达到心安神泰、气定神闲，及形神专一、不散不乱的状态。

　　唐代佛教禅宗六祖慧能法师，对禅定做了非常准确的解释：

　　"何名禅定？外离相为禅，内不乱为定。外若著相，内心即乱。外若离相，心即不乱。本性自净自定，只为见境思境即乱。若见诸境心不乱者，是真定也。……外禅内定，是为禅定。"（《六祖坛经·妙行品第五》）

　　对于世人而言，于外总受制于世间林林总总的"相"不能自拔，时常被功、名、利、禄所迷，于内则为"贪、嗔、痴"所困，陷入各种执着、焦虑，为形形色色的大小琐事所纷扰，而无法放下。

　　倘若能够不执著于一切外在的"相"，不骄不躁，不以物喜，不以己悲，心绪不为身边的喜怒哀乐所搅，身处纷扰之中而淡定自若，泰然处事，即使电闪雷暴都不为所动，这便是慧能法师所说的禅定之境。

　　星云法师对此解读道："所谓外禅内定，就是禅定一如。对外，面对五欲六尘、世间生死诸相能不动心，就是禅；对内，心里面了无贪爱染着，就是定。"（星云法师.六祖坛经讲话.北京：新世界出版社，2008.213.）进入禅定境界、处于禅定状态的人，一般面容淡然，内心安定，这是外禅内定的状态表现。

　　道家对于静功修行很早就有独到的见解。帝师广成子曾告诫黄帝，在专注于练功修行的时候，应该做到："目无所见，耳无所闻，心无所知，汝神将守汝形，形乃长生。慎汝内，闭汝外。多知为败。"禅定功属于静功，习练静功时，应该做到两目无见，两耳无听，鼻子不闻，心无所思，形无所处，谨慎地守内闭外，此时如果心还静不下来，还在想着什么，那就是不成功。

孔子提出的以斋戒滋养心灵的"心斋"，与颜回提出的以静坐达到超然物外、物我两忘状态的"坐忘"，都属于禅定。

禅定是佛家的主要修行术，是一种意念专一、轻松舒适的入静状态，以隔绝外界一切事物、感受虚空的修行悟道方式，属于静功。

道家静功的主要形式是静坐、盘坐、站桩、闭目沉思等。虽然具体施行方式和禅定有所不同，但二者追求在寂静中开悟、在虚空中悟道，其目标是一致的，也都是气功修行的基本功。

在当今世界许多国家，广泛流行着一些修行方法，如超觉静坐、冥想法等，虽与禅定不尽相同，但其入静入定的主旨是相通的。

（二）禅定状态的四个阶段

根据人体主观体验，禅定入静的状态，由浅至深分为松静、动触、快感、虚无四个阶段。

　　第一阶段，松静。在此阶段，讲求身心中正、平和，执中守一，不偏不倚，全身进入一种放松、安静、无为的境界。如习练坐禅，则稳坐如钟；习练立禅，则立如青松。

　　第二阶段，动触。发生在松静的基础之上，此时，习练者会体验到一些良性反应。动触阶段初期，习练者可能会有经络跳动感，或穴位有麻、热、胀感，或身体发热、发沉，等等。在动触阶段后期，习练者会感到周身血气顺畅，躯干舒缓，身心健康登上新台阶。

　　第三阶段，快感。经过松静、动触两种状态后进入此一阶段，感到身心恬淡的同时，也十分神清气爽，体会到一种与宁静十分相合而难以言喻的快感，舒适非凡。这一阶段往往比较短暂。

　　第四阶段，虚无。当超越快感阶段进入第四阶段时，习练者会进入一种虚无、忘我的状态，恍兮惚兮，窈兮冥兮，自我意识消散，但境界豁然开朗，时间仿佛不再存在，似有限又似无限，是一瞬也是永恒，打开了众妙之门，进入了寂寥虚无之境，同时也感受到了道，感受到了使万物并作的源源不断、生生不息的创造力。

　　值得一提的是，禅定的这四个阶段是相对的，并非固定和一成不变，而且不同习练者悟性不同，所达到的阶段亦有差别，有天赋者可能在短时间内到达快感阶段，有的人会不由自主进入自发功状态，有的习练者则终其一生修行仍进展缓慢。

惠能法师的弟子玄觉就在其《证道歌》中描述了这一境界："行亦禅，坐亦禅，语默动静体安然。"说的就是当禅定修炼到一定境界时，习练者可不受行为、环境所限，不禅而禅，根据自我修持随时进入禅定状态，达到至虚至静的虚无状态，在其中体悟天地之玄幽，汲取宇宙和自然界之精华。

（三）天健禅定功的独到之处

史上传承的一些禅定功法，对调整呼吸和意念或者刻意隐去不谈，或者语焉不详，甚至故布迷局，令后世的许多修行者走弯路。天健禅定功清楚地表明，禅定与呼吸，特别是逆腹式呼吸有着密不可分的关系，明确地肯定了意念在禅定中的作用。

天健禅定功与传统禅定功最重要的区别在于：天健禅定功采用逆腹式呼吸法调整呼吸，并融入宇宙能量理念，在禅定状态中获得宇宙能量加持，对于人体多种疾病有显著的康复效果。

有些习练者以祛病康复为目的，若因疾病困扰，在习练禅定功时，开始时很可能无法直接习练逆腹式呼吸，则可在禅定的最初阶段，以自然呼吸和习练放松功为主，从百会到涌泉、从头顶到脚底尽皆放松，也非常有利于祛病康复。之后，再循序渐进地过渡到习练逆腹式呼吸。

二、天健禅定功的具体内容与基本动作

天健禅定功包含坐禅、立禅与卧禅三部分内容，习练者可根据自身时间安排，在不同时间习练相应的禅定功法。

（一）坐禅预备姿势（图5-1）

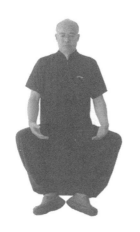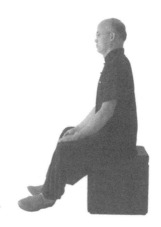

图5-1　坐禅预备姿势

取坐姿。

坐下后，身体舒适自如，全身放松，两肩自然下垂，血管、神经及脏腑无压迫感。

上身中正，自然挺直，臀部靠坐具前部就坐，背部不可向后倚靠。

两腿膝部向外侧自然分开，双腿不相互叠压，双膝盖向外，双脚后跟并拢并侧立，两脚尖向外，与肩同宽，双脚涌泉穴大致相对应。

双眼微闭，下颌微收，舌抵上腭，口唇微闭。

双手向内侧立，轻轻置于膝盖内侧，双手劳宫穴大致相对应。

全身自然放松，心平气和。

（二）立禅预备姿势（图5-2）

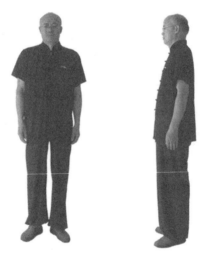

图5-2　立禅预备姿势

取立姿。

全身放松，自然站直，双眼微闭，下颌微收。

双臂自然下垂。

两脚跟间隔约一拳宽，脚尖自然向外，与肩同宽。

（三）卧禅预备姿势

取仰卧姿，身体自然躺正直，百会穴与会阴穴成一线。

仰卧于床榻之上，全身放松，双眼微闭。

双手自然置于身体两侧，手心向上。

两腿自然伸直，脚尖自然向外，与肩同宽。

颈下可略垫一软物，亦可不垫，以全身舒适为宜。

注意事项

1.无论是坐禅、立禅还是卧禅，一切过程都应意念专一，松静自然，意气相依，舒适自得。

2.卧禅时，床垫（或凉席、练功垫、瑜伽垫等）需较硬，不可过软过厚。

3.呼气、吸气之时，有胃疾、肝疾、肺疾者，以及胃火、心火、肝火过旺和口腔上火等炎症者，亦可以鼻吸气，以口呼气，并注意柔、细、匀、深。

三、天健禅定功的一般要领

习练天健禅定功，无论是坐禅、立禅还是卧禅，都需要完成预备姿势后，再进行以下功法步骤。

（一）屏心静气

双眼微闭，全身放松，将注意力集中于百会穴，意念天地自然之气（宇宙能量）从百会穴进入体内。

轻轻地深呼吸三次，清空大脑中的一切杂乱思维，停止所有思考，做到心外无物，心如止水。

倘若大脑过度疲劳，感到难以入静，可用意念将脑部残存思维信息集中到百会穴，然后自我意念将残存思维信息沿任脉下移至中丹田，通过这一过程，脑中残存信息随即消失。此时，大脑完全放空，心无杂念，感受到无与伦比的轻松愉悦。

真正进入心如止水的状态，才能展现最真实的灵性。通过全身心入静，获得真正的平和、安详，恢复真正的、本性的自我。此为禅定功之要。

（二）调整呼吸方式

习练天健禅定功，需要以逆腹式呼吸法调整呼吸。逆腹式呼吸是天健辟谷养生功的基本功夫，要踏踏实实地练习。

（三）三调合一，进入禅定状态

进入松静自然的状态后，继续将意念集中在百会穴，以逆腹式呼吸法，柔、细、匀、深地呼吸吐纳，开始禅定。

刚开始进入禅定状态时，思维与意念除了集中于百会穴之外，还应高度专注于呼吸，似乎人中穴部位有一朵鲜花，散发着诱人的芬芳，需要专注于将鲜花的香气轻柔地吸入肺腑。用心体会呼吸时劳宫穴、涌泉穴的感觉：吸气时，双手劳宫穴、双脚涌泉穴有天地自然之气（宇宙能量）同步进入，感到麻、热、胀；呼气时，有浊气、病气、邪气从涌泉穴、劳宫穴同步排出。

随着禅定状态的深入，感觉能逐渐扩大至呼吸时有能量从身体诸多穴位同时进入体内，沿着经脉调理周身，并排出体内浊气、寒气、湿气，仿佛全身都在呼吸、吐故纳新。

在初学者练功的过程中，有些习练者感觉无论如何都无法入静，总是心绪散乱，思维意念不集中。那么，该如何入静呢？对此，远古养生大家彭祖提出："凡人不可无思，当以渐遣除之。"（《千金要方·养性》）只要是凡人，每天就都会面临很多事务需要处理，生活被各种思绪、想法占满，若要入静，则需"以渐遣除之"，需让自己不思考，自行设法排除杂念，慢慢遗忘。

孙思邈在论及彭祖调气法时，说："彭祖曰：和神导气之道，当得密室，闭户安床暖席，枕高二寸半，正身偃卧，瞑目，闭气于胸膈中，以鸿毛著鼻上而不动。经三百息，耳无所闻，目无所见，心无所思。"经过三百次深度呼吸法吐纳后，就可听不见任何声音，看不见任何事物，心中亦不留存任何思绪，完完全全入静了。

不仅习练禅定功等静功必须入静，习练动功和调气时，也需入静方可得法得道，若不入静则功力无从谈起。当习练者进入无为之境后，便不再思饮食、声色、是非、曲直、功名、利禄之杂念，心无旁骛。此时，行导引、气功之术，行气、运气绵薄悠长，即可达精气神合一的无为之境。

当习练者真正达到形气神合一时，通常会产生很多奇妙的感觉：不但感觉到双足涌泉穴、双手劳宫穴之间都有能量在相互作用，还有一股温热的、流动的能量柔和地包围笼罩着全身，令人如仙神般进入飘飘然、如痴如醉的境界，人体自成一个小宇宙。此时，周身对病痛几乎无感，好像疾病不存在似的，病痛无影无踪。只有从这种状态走出来，用心去体察病痛的时候，才会重新觉知到疾病的存在。

（四）收功势

习练禅定功结束时，应首先意念收功，然后轻轻地逆腹式呼吸三次，再缓缓地睁开眼睛。之后，双手心相对微搓，搓热后将双手沿额部向后，以手指干梳头，按摩头皮，再双手拂面干洗脸。待自我感觉精神倍增、完全清醒后，即收功结束。

坐禅、立禅结束后，需要做收功动作。卧禅则根据实际习练情况具体而定，例如临睡前习练卧禅，有助于大脑放松和进入深度睡眠，可能在卧禅中已经入睡，此时当然不需要进行收功势。

（五）习练天健禅定功的时间

每次练禅定功的具体时间之短长，主要根据习练者当时的具体情况酌定。

总而言之，习练时间愈久长，强身健体的效果愈好。

为保证修行质量，巩固练功疗效，每天至少在早晚各练习一次，每次不低于三十分钟，时间太短无法入静，亦难以做到深度禅定。

四、天健禅定功的保健作用

修习禅定，不但可怡情悦性、祛病强身，还能沉淀心境，根除"心病"，甚至开启属于宇宙层次的神识。禅定这一古老的功法，保健功效多种多样，不一而足，被不少气功师尊为气功界的"最高功法"。具体而言，天健禅定功有以下几种主要的保健作用。

（一）益气固本，抱真守一

逆腹式呼吸法贯穿天健禅定功的整个过程。深度习练禅定功的人们，一般均使用腹式呼吸，极易进入的"恍兮惚兮""窈窈冥冥""若存若亡"的境界，达到"致虚极，守静笃"的状态，古人一般将这种状态概括为元神的作用。

传统的道家修行与中医养生修行中，有着"元神"与"识神"两个概念。对此，古人认为："天命之性者，元神也。气质之性者，识神也。"（《性命圭旨·八识归元说》，作者佚名）"元神者，无思无虑，自然虚灵也；识神者，有思有虑，灵而不虚也。"（张锡纯《医学衷中参西录·人身神明诠》）今人一般认为，识神为思虑之神，是人的意识、思维；元神，则是高于思维、不为人所觉察的本性、根源之神。人的行为常由识神主导和支配，而元神常为识神所隐蔽。当人们凝神静气、心神虚极之时，元神便可显露出来。综合分析，即当人处在这一虚无忘我的状态时，习练者只需全身心沉浸在这种清静无为、天人合一的当下，无须意领或心念，元神自会将真气引至病灶之处，从而调理祛除疾病。

逆腹式呼吸是进入深度禅定状态的重要法门。当患者处在深度禅定状态时，在元神主导下，达到"使我之气，适我之体，攻我之疾"的目的。

（二）释放压力，放松身心

禅定是一种有益于人体健康的综合调理方法，通过不过分专注于任何特定事物，深度放松大脑，让思维进入虚空状态，使大脑在深度的宁静中得到充分休息，达到放松身心，纾解身体板滞，缓解肌肉僵化，释放精神压力，解除心理重压，提升睡眠质量等效果。日修禅定可有效地祛除如神经衰弱、失眠健忘、肌肉酸疼、精神紧张等许多常见亚健康症状，改善机体健康水平，使慢性疾病痊愈。

禅定与修行属于人类文化的范畴，不同民族和地域之间的文化往往具有共通性。美国南加州大学Black、Olmstead等人通过实验，将两组患有中度睡眠障碍的老年人进行对比研究：对实验组老年人进行睡前正念冥想禅定干预，而对照组不进行任何干预。结果发现，睡前冥想禅定能够显著改善老年群体的睡眠质量，甚至能在较短时期内，在一定程度修复由睡眠障碍引起的日间功能损伤。该实验说明，冥想可有效提升老年人群生活质量，有着显著的临床意义。这项研究为禅定所具有的滋养大脑、放松大脑紧张、改善睡眠和修复日间脑功能损伤，提供了科学的依据。

（三）提升灵性，养心安神

习练禅定功至一定境界，可打通任督二脉和奇经八脉，使人体汲取宇宙能量的通道畅通，恢复人与宇宙的联系，陶冶心性，让精神体重新获得宇宙能量的滋养与支持，开启沉睡已久的灵性之门。

近代教育家、哲学家蒋维乔（1873—1958）在《因是子静坐法》中叙述了自己体察到的经验："在静坐里忽感震动，热气由尾闾上升至头顶，沿着任督循环，复透过顶，自面部徐徐下降心窝而达于脐下，久之则此动力，自能上下升降，并可以意运之于全身，洋溢四达。"这是对任督二脉贯通过程的比较清晰的体察描述，从此中应该可以断定，中脉亦贯通也。

任督二脉打通后，在日益精进中，其他经脉亦可陆续畅通。除了具有祛病强身之作用外，在人的精神层面也会有很好的成长，可以启迪人的精神，提升习练者灵性，甚至开悟，明心见性，获得无漏智，得识先天地生的混成之物，养心安神，获得宇宙能量，增加无比丰富的人生经历，让人生无憾无悔。对于人的自我救赎，具有十分重要的作用。

五、习练禅定功的体验

习练天健禅定功或者其他静功，进入深度禅定状态后，不少习练者能感到周身为宇宙能量包围，受宇宙能量所滋养。有些练功者称之为"磁场"，但又不太确切，姑且称之为能量场。既有利于身心放松，感觉不到躯体疾病的痛苦，又能在舒适与祥和中理顺气血，逐渐修复病变部位，有助于疾病的康复与痊愈，同时，还有一些习练者在"恍兮惚兮"的虚极状态中收获灵感与启迪，并渐入佳境。

在深度禅定时，习练者也可能会产生一些奇妙的感觉或神奇的幻觉，例如：有的人感觉到自己的精神体进入了美妙的世界，看到了令人心旷神怡的美景；有的人感觉不到四肢、甚至身体的存在，大脑处于空前放松的状态，有时候整个大脑一片空白，仿佛机体生命在瞬间消失得无影无踪，只有精神生命在起作用，感到极度放松和前所未有的轻松愉悦，整个生命都升华为精神。

有学者认为，精神生命可以跨越时间、突破空间。许多习练者会体验到无与伦比的不曾有过的梦幻感觉，精神体与自然界、与宇宙完全融为一体，感觉到自己的精神体成为宇宙的一部分，在地球自然界或宇宙里遨游。

在马济人的《实用中医气功学》和刘天君的《中医气功学》中，都着重提出，在练功、辟谷的过程中，少数习练者可能会有一些奇妙体验，遇到这种情况，要顺其自然，保持一颗平常心去对待，不要过于追求，亦不可夸大和宣扬这些体验，以防出现练功偏差，避免走火入魔。

若发生出偏或走火入魔的情况，应当在亲人带领下，及时去中医院找有气功经验的中医气功医师就诊，或由资深气功导师予以调理疏导。

六、天健禅定功的基本要求

习练天健禅定功，有以下四点的要求：

第一，选择安静清洁和空气清新流通的场所，避免在嘈杂、空气污浊的环境中练功。

第二，可一人独处习练，也可与同道者结伴一起习练。

第三，有兴趣者可选择优美的轻音乐，伴随音乐入静。这不是一概而论的，因为对于另一部分人而言，音乐会对禅定造成干扰，如音乐在前奏或平缓期时，有益于入静，但当音乐奏至高潮时，不少习练者会受其影响，从虚静的状态中唤醒。

第四，初学者必须听从导师的引导口令，仔细聆听导师所表达的意思，并认真按照这些要领练习，长期坚持可收到意想不到的康复疗效。

七、天健禅定功的注意事项

在日常习练中，许多人往往因为各种客观原因，不自觉地偷懒，或因俗世纷扰、心乱不静而只练动功，疏于静功，这是一种舍本逐末的做法。禅定功不可小觑，禅定是沟通高维宇宙、从而觉悟获得宇宙智慧的不二法门，在气功研习与修行中至关重要。山中闭关修炼的修行者，其大量的时间都用于禅定。

初学者必须在导师的指导下，进行天健禅定功的练习。任何人未经导师授权，不可私下擅自传授。

天健禅定功适合中青年人和非危重病患的老年人习练。八九十岁的垂暮老人、精神病患者、危重病人、孕妇及未成年人，不适合习练天健禅定功。

第六章　天健甩手功

　　甩手功是一种强身健体、却病增寿的古老导引养生法。现今有关甩手功的最早记载，出自中国台湾道学家萧天石于1963年根据清代蒋竹庄家藏刻本与涵芬楼手抄本所编写的《真本易筋经·秘本洗髓经（合刊）》。萧天石认为，易筋甩手功与五禽戏、太极拳、易筋经有同等重要性，并详细论述了甩手功的要领与功效。

　　甩手功作为一种简单易行而强力有效的功法广泛传播，并已发展出包括峨眉甩手功、梅门平甩功等在内的衍生功法。长期坚持习练甩手功，具有强筋健骨、安乐延年的效果。

一、天健甩手功的特点

　　天健甩手功借鉴了易筋甩手功，基本要领与易筋甩手功大致相同，具备"上虚下实"之特点。但相较于易筋甩手功与其他甩手功，天健甩手功有所创新，有所发展。

　　一是天健甩手功引入逆腹式呼吸法。

习练天健甩手功需进行呼吸吐纳的调整：开始练功前的入静与功法结束后的收功，均需要使用逆腹式呼吸，深呼吸三次；在甩手过程中，则使用自然呼吸法。

二是天健甩手功引入宇宙能量理念。

习练天健甩手功时，需用心体会身体尤其是百会穴与双手手心劳宫穴的感觉，感受宇宙能量由百会穴、劳宫穴等穴位进入体内，并意念宇宙能量为自己的身体带来加持、护持作用。

三是结束天健甩手功进行收功势时，增加了对颈肩部穴位的推摩。

颈部是连接头部与躯干的生命之桥，任督二脉、膀胱经、小肠经、胆经及三焦经等重要经络都经过颈部，人体颈动脉非常容易出现问题，颈部养生不可小觑。推摩颈肩部穴位这一收功动作，可舒筋活络，加强淋巴排毒，有助于缓解、改善颈椎病、祛除颈肩疼痛症状，并有促进体内血液循环、缓解血管老化之功效。

二、天健甩手功的一般要领

（一）取立姿

预备姿势：全身放松，自然站直，两脚跟间隔约一拳宽，脚尖自然向外呈"八"字，两脚尖与肩同宽，双臂自然下垂，下颌微收，双眼微闭，平视前方。

（二）全身心放松

习练天健甩手功，习练者需"上虚下实"，即下部坚固，双脚站稳，落地生根，上部轻松，尽力放松脚踝以上的每一部位，身体处于松静自然的状态。

（三）入静

进行甩手动作前，习练者需进入空静状态。

先是放空大脑：清空大脑中的一切杂乱思维，放弃内心深处所有的欲念，并将所有的残余意念都集中在百会穴，释放压力，尽可能做到自然而然，让内心和大脑得到彻底的休息。

之后，调整呼吸。以逆腹式呼吸法柔、细、匀、深地呼吸三次，让身心入静。

世间流传的多种养生功法，包括中国气功、印度瑜伽、西方国家的冥想修行等，开始习练的第一步都是放松入静。人在进入禅定状态时，放松的程度越深，入静的境界便越高，包括百会穴、劳宫穴、涌泉穴等在内的接收外气（能量）的通道则越畅通，能够越直接、越有效地获得宇宙能量，极大地促进健康。

（四）摆臂（图6-1）

练功开始，分别向前、向后摆臂，以自然呼吸法呼吸，动作刚柔相济、轻松自如。

按照"起吸落呼"的要领进行摆臂。

两手心劳宫穴相对，双臂同时向前、向上自然摆动，同时吸气，向上摆过头顶，至不能继续为止，并意念吸收、纳取宇宙能量。

之后，双臂由重力带动，亦可略加劲道、适当用力，向后摆动，到不能继续为止，同时呼气，并意念以此方式甩除体内病气、浊气与邪气。

向上摆臂时，十趾顺势抓地，收肛收阴；向下、向后摆臂时，双脚十趾顺势放松，放肛放阴。

摆臂时，以四肢舒展为佳，双臂应尽量自然伸展，伸直是最理想的状态。有的习练者因手臂经络阻塞，或是手臂部肌肉、关节僵硬，有病变，导致手臂无法伸直，此时需尽最大努力伸直，以助力疏通堵塞的经络。

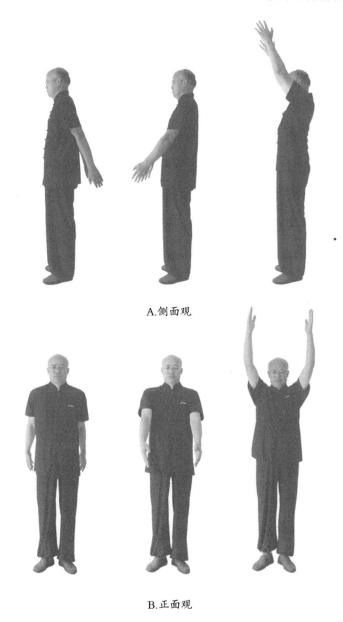

A.侧面观

B.正面观

图6-1　天健甩手功摆臂动作

（五）收功

天健甩手功摆臂结束后，收功的步骤如下。

1.以逆腹式呼吸法轻柔地深呼吸三次

2.按摩颈肩部，方法如下

① 右手越过胸前、颈部，以适当力度来回搓摩颈部左前侧处，以三十次左右为宜；再以同样方式，以左手适当力度来回搓摩颈部右前侧，次数与前同。

② 翻转右手，从颈肩后来回搓摩左后颈部，以三十次左右为宜，再以同样方式，换左手来回搓摩右后颈部，次数与前相同。

③ 有颈椎病、颈肩病、脑中风等病症者，对肩颈部搓摩的次数可适当增加。

3.拍打双腿，活络筋骨

若甩手次数较多，站立的时间较久，双腿肌肉、关节略感紧张，可自上而下地分别拍打双腿之前后侧、内外侧，上下各三五次，可促进全身心放松。

若有多人共同组场练功，可在结束练功时，相互两两结伴，轮流以空掌拍打对方肩颈背部，以促进气血畅通。拍打前，先略作入静，以逆腹式呼吸法运气至下丹田后，以丹田之力用空掌拍打。如此，全身心放松之效果更佳。

（六）动作与习练要求

当向前上方甩手和吸气时，伴以收肛、收阴动作，向后甩手和呼气时，同时放肛、放阴，以此激荡会阴穴、长强穴，通气血，化瘀滞。对痔疮、生殖系统疾病有显效。

一般说来，以中老年亚健康人群为例，摆臂一千次约耗时十五分钟左右。天健甩手功初学者一般做一百至五百次，时间允许或自觉特别舒适惬意时，还可适当增加。

癌症患者、"三高"症状及慢性肢体疾病者，在力所能及的情况下，可以酌情增加至每天二千次左右，并且这二千次摆臂可利用每天的零散时间，分三四次完成。

随着学习时间增长，功力渐长，甩手功次数应在一定的合理范围内适当增加。

掌握具体要求与要领，每日坚持练功，持之以恒，可更高效地达到强身健体、祛病养生之目的。

三、天健甩手功的保健作用

根据多年的实践经验，这一功法有着显著的健身效果，对于促进人体健康，特别是颈肩部、颈椎部疾病及脑中风、脑动脉等疾病的康复卓有成效。具体而言，天健甩手功具有以下康复作用。

（一）调理三焦，理顺气血

传统中医认为，人体疾病产生的主要原因在于气血不通。气血通畅，百病自去；气血不通，百病丛生。即使生病，气血畅通则可逐渐地缓解和祛除百病。

《太素·营卫气篇》云："人眼受血所以能视，手之受血所以能握，足之受血所以能步，身之所贵，莫先于血。"气血通畅可以明目益视、手腕有劲、步履矫健，气血是养生保健之关键。上肢有大肠经、小肠经、心经、心包经、肺经、三焦经六条经脉循行，肩关节、腕关节周围有许多重要穴位，天健甩手功运动肩关节、肘关节、腕关节，通过甩臂动作疏通经脉，可促进气血顺畅，既有益于各脏腑器官的调理保健，又增强人体免疫力与自愈力，有助于疾病的康复与痊愈。

《灵枢·营卫生会》云："壮者之气血盛，其肌肉滑，气道通，营卫之行不失其常，故昼精而夜瞑。老者之气血衰，其肌肉枯，气道涩，五脏之气相搏，其营气衰少而卫气内伐，故昼不精，夜不瞑。"这段话的意思是说：人在青壮年时期，血气方刚，肌肉富有弹性，营卫之气通达，故白天精力旺盛，夜晚的睡眠普遍都很好；老年人的气血衰退，肌肉消瘦，气道涩滞不通畅，五脏功能不协调，营气减少，卫气不足，营卫失调，因此白天老人往往精力涣散，夜间无法睡眠。

通过习练甩手功，可以疏利三焦之气，推动气血运行，恢复老年人肌肉的柔软与弹性，让肢体、关节富有活力，改善机体内部环境，提高睡眠质量，从而减缓衰老，益寿延年。

（二）促进血液循环，防治风湿病

风、寒、湿邪带来的疾病，始终是危害人体健康的重要因素。起初病情滋生的时候，往往不为患者所重视；待到重视之时，往往病已经伤及脏腑、筋脉，医治起来非常困难。《灵枢·寿夭刚柔》曰："风寒伤形，忧恐忿怒伤气。气伤脏，乃病脏；寒伤形，乃应形；风伤筋脉，筋脉乃应。"甩臂可加强血液循环，直达末梢，在气血快速流通的作用下，通过排汗、排便等方式，加快人体代谢功能，而有助于排出寒、湿。

孙思邈在《千金要方·肝脏》中论述了筋与健康的关系曰："凡筋极者，主肝也。肝应筋，筋与肝合，肝有病，从筋生。又曰：以春遇病为筋痹，筋痹不已，复感于邪，内舍于肝，则阳气入于内，阴气出于外。若阴气外出，出则虚，虚则筋虚，筋虚则善悲，色青苍白见于目下。若伤寒则筋不能动，十指爪皆痛，数好转筋，其源以春甲乙日得之伤风，风在筋为肝虚风也。若阳气内发，发则实，实则筋实，筋实则善怒，嗌干。伤热则咳，咳则胁下痛，不能转侧，又脚下满痛，故曰肝实风也。然则因其轻而扬之，因其重而减之，因其衰而彰之。审其阴阳以别柔刚，阳病治阴，阴病治阳。"阴阳之气出入，决定着筋之虚与实，直接影响人的情绪变化，要"审其阴阳以别柔刚"，区别施治。甩手功可使手腕、手掌、足跟、膝部等部位包括筋膜、韧带、肌腱等在内的筋脉受到合理刺激，引起伸缩运动，从而减缓韧带老化速度。同时，甩手功还能通过强健筋脉来反祛内邪，有利于机体在阴阳、虚实之间求得恰当的平衡。

甩手功与服气辟谷相结合，不仅能有效消除肥胖，还可以改善甚至治愈风湿、类风湿、痛风等疑难病症，让"若伤寒则筋不能动，十指爪皆痛"症状逐渐消失。还可促进肩颈部血液流通与循环，疏通肩颈部经络，对预防与治疗颈椎病、腰椎疼痛与肩周炎等亚健康症状有较显著的疗效。

（三）缓解或祛除心脑血管疾病所引起的症状

人体血流不畅会导致多种慢性疾病的发生，血管壁狭窄或栓塞会导致血流不畅，是引发心脑血管病的主要因素之一，脑中风往往由脑血管阻塞导致。

甩手功的一个突出作用，在于理顺气血、舒筋活络，缓解或消除血管阻塞引起的症状。《素问·灵兰秘典论》曰："心者，君主之官也，神明出焉。"《千金要方·肝劳》："肝劳病者，补心气以益之，心旺则感于肝矣。"气血通，可护心保肝。甩手功所具有的理顺气血功能，是许多慢性疾病的强力克星。此外，由于手少阴心经与手厥阴心包经皆循行通过手臂，摆臂可推动疏通这两条经络之气，而更进一步养心强心。

另外，实践证明，天健甩手功对祛除高血压、脑中风、肝病、中风后遗症、气管炎、关节炎等多种慢性疾病的症状都有较显著的效果，对高血压与脑中风后遗症疗效尤为显著。

（四）抗肿瘤的作用

甩手功具有祛除肿瘤和预防癌症、抗癌之效用。将气功疗法作为辅助疗法加入到抗癌克癌除瘤的过程中，不但无明显副作用，且患者经济负担轻微，还能增加抗癌成功率，同时能在一定程度上降低医患风险。

典型案例：许达夫医师依靠甩手功治愈直肠癌

许达夫，曾任中国台湾林口长庚医学中心脑神经外科主任、台中林新医院医疗副院长。作为一名拥有20多年临床经验、操刀上万例脑部手术的西医专家，许达夫长期工作忙碌、精神压力大。同时，他生活不规律，喜食大鱼大肉，喝水少，时常便秘，个性冲动，不懂养生……2003年1月，他被确诊为直肠癌三期，医师判断他活不过三年，这让他十分痛苦。

确诊后，许达夫在医院接受了28次放射治疗。他悔悟、反省与检讨了自己的前半生，并开始收集各种抗癌克癌的疗法。通过利弊分析，他放弃了西医手术，开始研究中医气功。

功夫不负有心人。他的勤奋和研究带来了可喜的成果。许大夫改变了不良习惯，开始吃素、静心、养德，并且每日坚持习练梅门平甩功（甩手功的分支流派之一）两千次。仅用两年时间，许达夫就成功地告别了直肠癌，并于2015年接受了《时代人物》的采访。

许达夫医生的例子说明，恶性肿瘤（直肠癌）通过修身养性与习练甩手功有可能治愈。

将甩手功与其他功法、服气辟谷相结合，康复效用亦不可低估。需要强调的是，气功不治百病，也不治百人。习练气功抗病祛病、抵御病魔，其疗效的关键，在于练功的坚持不懈与精进不止，天道酬勤并非虚言。

第七章　通络功

气功之修行，往往以炼"气"而达成。纵观炼"气"之法，行走、禅坐、立禅、卧禅，各种形式兼而有之，这些形式让修炼完美地融入习练者的生活，使习练者能够坐卧行走皆可修持。卧功，便是气功的重要组成部分之一。

据考证，卧功起源于道家的健身功法：通过采取卧姿进行健身动作，达到轻松内脏、疏通气血、养元扶正、祛病醒神等功效。卧功种类繁多，流传甚广的有混元卧功、还阳卧功、陈抟睡功、曹氏卧功等。混元卧功与还阳卧功皆为道家功法，具有养肾补阳、改善身体素质、提升免疫力之作用；北宋陈抟因创立以护生养命功效著名的睡功，而在道家中被尊称为"睡神仙"；清代养生家曹庭栋为健身防病，整合多种功法，取其精华去其糟粕，从而创立了曹氏卧功，其功法简练易行。

天健辟谷养生功之通络功属于卧功的一种。在借鉴前人卧功要领、吸收有益成分的基础之上，通络功通过调动躯干、四肢带动全身及体内各部组织进行运动，起到通经活络、驱寒除湿、化阻解滞、强身健体之效用。此外，通络功也发展了自身独到之处：以宇宙能量为引导，运用逆腹式呼吸法调整呼吸以入静。

一、通络功的一般要领

（一）调身

通络功预备姿势为卧姿。一般卧功的调身法分为仰卧式与侧卧式，通络功采取仰卧式，要求平卧于床榻或练功垫之上。

平卧后，全身放松，双眼微闭。两臂顺势放在身体两侧，自然伸直，双手心劳宫穴向上。双脚自然放松，脚跟大致并拢，以舒适为主，脚尖自然向上。后脑枕部、肩胛骨、上臂、臀部（尾骨周围）、腓肠肌（小腿肚）、足跟与床榻或练功垫自然贴合。

（二）调息

全身放松，清空大脑中杂乱的思维信息，以逆腹式呼吸法柔、细、匀、深地深呼吸三次，在均匀、平和的呼吸中入静。

（三）练功动作

双手劳宫穴向上，略用力握起，与此同时，保持腿部自然伸直状态，脚尖向上用力勾起，并勾至不能继续时为止。做这一动作，需以手部、上臂与肩部为发力点。

全身放松，双拳自然松开，脚尖顺势自然恢复原位。

随着以上这组拉伸动作的进行，四肢的筋、肌肉、韧带会有节奏地同时跟随手、肩和脚的运动方向自然发力，随手臂部和腿足部的动作变化顺势拉伸，带动整个身体有节奏地向人体两端轻微地来回运动。如此反复。

整个过程中，都需要保持后脑枕部、肩胛骨、上臂、臀部、腓肠肌（小腿肚）一直与床榻自然贴合。

以上"拉伸运动"便是通络功之核心，看似动作单一，但康复效果卓越，不可等闲视之。

准确的卧姿，是动作标准的前提。取卧姿，自头部向下依次为后脑枕部、肩胛骨、上臂、臀部（尾骨周围）、腓肠肌（小腿肚）与足跟六个支撑点，如图7-1所示。

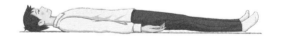

图7-1　通络功预备姿势

以床榻为例，在预备姿势中，全身自然放松，身体被六处支撑点均匀支撑于床榻之上，六处支撑点皆与床榻自然贴合，且有明显的支撑感，则所取卧姿比较得当，否则须调整卧姿。

习练通络功动作过程中，脚尖向上轻微勾起时，臀部、腓肠肌（小腿肚）与床榻自然贴合，需注意，是以足跟勾脚时跟腱与腓肠肌（小腿肚）韧带紧绷之力带动躯干运动，并非以足跟为支点刻意用力顶压蹬踏床榻推动身体。与此同时，双手握紧，手腕发力，双手臂筋腱韧带绷紧，双肩部与床榻自然贴合、并向手腕方向运动，通过肩胛骨、上臂与床榻的摩擦力，将中心躯干向床头部位推送。如图7-2所示。

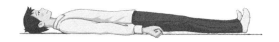

图7-2　通络功功法动作

当双手腕部和脚尖顺势回复自然状态后，身体自然放松，恢复原来的预备姿势状态。

脚尖反复勾起、放松，双手反复握拳、放松，便带动躯体沿床榻做来回反复运动。这就体现了松静有常、张弛有度的气功运动法则。

发力得当者，其四肢韧带、躯干、五脏六腑，也会跟随着握拳和勾脚有节奏的拉伸，自然而然地呈现出有规律的轻微运动，从而达到活跃胫骨、腓骨、跟腱、脚踝、手腕以及四肢筋脉的全身总动员，代谢附着于脏腑之上的多余脂肪，舒经活络，化瘀解滞。凡排便不畅者，尤须重视这一运动。

许多通络功的初学者在开始的时候，往往都会觉得有一定难度，躯干和四肢会有些不协调，少数人甚至产生畏难情绪。只要按照要领，认真坚持习练，就能够很快熟练掌握。然而，有的人看似掌握了，实际上动作不准确，仍有诸多不规范之处。

习练天健通络功必须规范，要求达到动作标准，保持功法对气血的激励作用，达到对人体阴阳的调和作用，促进气血通畅和阴阳平衡。

（四）收功势

习练气功讲究自然放松，顺势而为，最忌讳骤停或骤启。因此当习练通络功练足一定次数准备收功时，应首先渐渐放缓动作，逐渐停止整个躯体的来回运动，之后再慢慢停下手部与足部动作，直至完全停止发力，全身心放轻松。之后，以逆腹式呼吸法轻柔地深呼吸三次，复归平静。此时，整套通络功到此完毕。

（五）动作次数

对于初学者每次习练通络功的数量，可以根据实际情况渐次递增。熟练掌握动作后，每日至少早晚睡前、醒后各练一组通络功，每次重复动作至少五百次。肩颈疾病、风湿及类风湿病患者与腰肌劳损、肢体不遂者可适当增加习练次数，一千二千均可，多则不限。此外，只要习练者平日有空余时间，或周末较为空闲时，皆可平卧于床榻，强化通络功的练习。

（六）习练要求

习练通络功，预备姿势入静与收功势使用逆腹式呼吸法，在通络功的练习过程中，则使用自然呼吸法。

第一，实际练习中，习练者往往会不自觉地忘记对呼吸的控制，采用自然呼吸便是水到渠成之事。

第二，习练过程中若感到四肢乏力，亦可不使韧带发力，身体停止有节奏地来回运动，仅以握拳和勾脚动作代之，有疲惫感时，可以逐渐放慢、放缓动作。

第三，每日早晨起床前和夜晚入睡前，应当坚持练通络功，时间与次数视具体情况而定。

第四，练功贵在坚持，持之以恒才可见效，切忌三天打鱼两天晒网。

二、习练通络功的注意事项

通络功的初练者，在初始阶段，可能达不到数量要求，因此不必在数量上过于追求，可随着熟练程度的加深而逐渐增加。

有的习练者，尤其是中老年人，由于年龄稍长或长期缺乏锻炼、经络不畅等原因，可能在学习之初，肌肉和关节较为僵硬，动作比较机械，甚至只能完成手足部动作，身体做不到来回拉伸运动，需要一二天才能掌握通络功。不过无需担心，只要坚持每日锻炼，即能够促进板滞的身体逐渐恢复柔软与灵活。随着时间推进，习练者对要领的体悟日渐深刻，一旦完全掌握要领，每个人都可以非常轻松且准确地完成拉伸动作。

年轻人、未成年人一般四肢柔软、经络通畅，身体协调性好，思维也较为灵活、敏捷，在习练气功方面具有十分显著的优势。在以往的课程中，未成年人迅速掌握通络功的案例屡见不鲜。

习练通络功的时机，一般可在入睡前和晨醒后，这时躺在床榻之上，便于练习。练功所占用的时间，可根据个人实际情况自行灵活掌握、灵活安排，以自然舒适为好，不必占用大块的时间。

三、通络功的保健作用

实践证明，认真地坚持习练通络功，在促进中青年、老年人群强身健体，解决许多慢性病、疑难病方面效果卓著。

（一）促进睡眠，益气安神

对于存在睡眠障碍的人士，可在入睡前，将习练天健禅定功之卧禅和通络功相结合。

睡眠要先睡心，心不眠，目亦难眠。睡眠之前，应当先引导大脑入静，致虚极，守静笃，令神气归根，则呼吸自然舒缓，不予调息而气息自调，形神气合一，以渐入睡眠之佳境。

故入睡之前，首先习练通络功；之后，习练卧禅。在舒缓柔和的逆腹式呼吸中，渐入静笃虚极之境，可以缓解一天的疲劳，让人从日间的精神紧张状态中解脱出来，甚至实现深度睡眠。

晨醒时分，可先进行卧禅，直至大脑从睡眠与恍惚中清醒过来后，再习练通络功，则可使得在一夜睡眠中自然回缩的韧带在拉伸中被逐渐激活，从而顺筋活血，使人很快清醒，神清气爽，从而保持一整天的旺盛精力。

（二）促进气血通畅，恢复精气神

进入网络时代，世界经济实现了一体化，世界范围内的经济竞争加剧。当今社会环境下，年轻人面临着很大的就业压力和生存压力，很多人每天加班加点、晚睡早起。早晚高峰期的地铁、公交车里，挤满了昏昏欲睡的年轻人。

中青年职场人士忙于事业，无暇锻炼身体，久而久之，造成肌肉板滞，精神萎靡，活力下降。特别是终日伏案工作者，颈肩部位过早老化，大脑疲惫，思维钝化，双眼模糊，视力下降等，过早就染上了暮气。

习练通络功，可带动四肢肌肉、韧带及身体各部组织，进行全身总动员。不但可以缓解疲劳，促进睡眠，顺筋活血，理气化瘀，排寒祛湿，使气血通达，而且占用时间极少，投入产出比高，非常适合事业与家务繁忙的中青年朋友习练。

人生步入中年后，机体逐渐老化，缓缓地进入老年阶段。许多人在青年、中年时期，本来身材魁梧，可步入老年后，身材却矮小了许多。这是由于人体开始老化后，肌肉和韧带缺乏锻炼，造成骨质流失，椎体压缩，身长变短，而且四肢关节也日益僵硬，活动时身体也愈发不灵便。

对于中老年朋友们来说，习练通络功的益处更多，除了有拉伸、激活韧带，增强韧带和肌肉的活力，活血化瘀、理顺气血等作用外，还可以抑制骨质疏松，延缓衰老。因此通络功又称为长寿功。当然，此处的"长寿"是指这一功法恢复青春活力、延年益寿之效果十分明显，并非指任何习练者都必定能长命百岁。

值得一提的是，老年人早晨醒来后，一般不宜立即起床，最好先通过卧禅使大脑逐渐清醒，再以通络功活动筋骨血脉，促使体内血液循环通畅，从而避免起床过快、过猛导致的体位性血压不稳、晕厥以及其他心脑血管疾病。

（三）激活全身组织，延缓衰老

通络功有着良好的排毒之效，尤其晨起前习练通络功，润肠通便作用十分显著。如济南宋女士，1963年生，身高161cm，从25岁起开始即便秘，久治不愈。脸色黄赤，腹胀胃满，无力，无食欲，体态臃肿，身材严重走样。2016年学习天健辟谷养生功，5天体重减轻5kg，后每日坚持练通络功，遵嘱适时辟谷，不到一个月，便秘顽疾彻底消失。几年过去，症状没有反复，体重也由80kg降至67kg。

当习练者聚精会神地沉浸通络功的习练时，会感觉全身热流涌动，颈肩部位有灼热感，四肢韧带和肩部的肌肉组织均有强烈的热胀感，韧带拉伸作用非常明显，机体活力顿时增强，全身各组织沉睡已久的细胞被激活，新陈代谢随之加快，老化、废旧细胞随着汗液、体液排出体外。同时，通过全身肌肉大幅度来回拉伸运动，可按摩胃肠，促进肠胃蠕动，通便。

　　通络功对于冠心病、静脉曲张、肩周炎、颈椎病、类风湿、"三高"等病症亦有显著的调理作用。

第八章　养生的境界要求

习练气功的最根本目的，是为了养生和健康长寿，有病祛病，无病强身。虽然从表面上看，练功不过是四肢和躯干之间的各种动作的有机联结，但在气功实践修习中，练功不仅仅是讲求动作招式，更重要的是必须讲求境界，可以概括为思想境界、精神境界、道德境界、行为境界等四个方面。

孙思邈在《千金翼方·养性》云："人生天地之间，动作喘息，皆应于天，为善为恶，天皆鉴之。"人生每日每时，于呼吸吐纳之间，即建立起了与天地、自然的联系。吸入之新鲜空气、氧气，取之于大自然；呼出之废气、浊气，释放于大自然，盖属"天人合一"者也。

人之喜怒哀乐忧思悲恐的情绪，无不对周围的人和事物产生影响，良性情绪产生积极影响，恶劣情绪则极易产生消极后果，此亦属于人与环境之间的相互关系之一。因此，但凡养生者，必须讲求境界，讲求修为，否则就不必奢谈养生。

一、《黄帝内经》中的气功养生境界

在《黄帝内经》中，黄帝与岐伯之间曾有一段非常经典的对话，提出了岐黄养生观，道出了对练功修行的要求，那就是养生首先要养性、养德：

"余闻上古有真人者，提挈天地，把握阴阳，呼吸精气，独立守神，肌肉若一，故能寿敝天地，无有终时，此其道生。

中古之时，有至人者，淳德全道，和于阴阳，调于四时，去世离俗，积精全神，游行天地之间，视听八达之外，此盖益其寿命而强者也。亦归于真人。

其次有圣人者，处天地之和，从八风之理，适嗜欲于世俗之间，无恚嗔之心，行不欲离于世，被服章，举不欲观于俗，外不劳形于事，内无思想之患，以恬愉为务，以自得为功，形体不敝，精神不散，亦可以百数。

其次有贤人者，法则天地，象似日月，辨列星辰，逆从阴阳，分别四时，将从上古合同于道，亦可使益寿而有极时。"（《素问·上古天真论》）

上古时期的"真人"，其所作所为、一举一动都与天地融为一体，能够把握日夜、四季与寒暑冷热之变化机理，而与自然相应，呼吸着天地之灵气日月之精华，吐纳着自然界的宇宙能量，内心坚定，超然物外，与天地同寿，无有终了。他们的养生之道与天地同生俱存。

中古时期的"至人"，其拥有淳厚、符合天道的美德，俯仰与阴阳相合，根据一年四季的变化调养生息，超凡脱俗，精气神饱满，周游于天地之间，视听所及达于八荒之外，生命力更是顽强不息。至人，其实也是"真人"。

还有一类"圣人"，他们处于天地万物之间，遵循八风天象之变化，其嗜好、欲望很简单，与凡尘世俗无二，言谈行为不脱离世俗，从不怨怒，无大喜大悲，不会被世俗欲望与观念所牵制；衣着整洁但不追求华丽与奢侈；不会过于操劳多思多虑，而是以精神恬静愉悦为人生要务，在悠然自得中获得满足，重视修心养性、聚精凝神。古代"圣人"以此方式生活，亦可长命百岁。

古代"贤人"的生存状态同样是"合于道""法阴阳"，遵从自然界的四时之序、阴阳之变，坦然地面对大自然的变化，淡泊地面对生活，亦可以益寿延年。

根据黄帝与岐伯这段对话可知，在他们所处的时期，闻听远古之世曾经生活着四类人：生命无有终始、无生无死、寿与天齐的"真人"；生命力非常强大、远超凡人的"至人"；以及寿命长达百年的"圣人"；关注日月星辰、熟知天文知识、服从自然地理气象，效法远古"真人"而生存的"贤人"。真人、至人、圣人与贤人的处世方式，既是养生之道，也是养生境界。"提挈天地，把握阴阳，呼吸精气"强调的是呼吸吐纳、调神调息的重要性；"无恚嗔之心""内无思想之患"则明示了修心的益处；而"举不欲观于俗，外不劳形于事"则属于修身养性的范畴；"法则天地，象似日月，辨列星辰，逆从阴阳"则属于仰观天文、俯察地理，服从阴阳之变。以上内容囊括了思想境界、精神境界、道德境界、行为境界四个方面。

许多在深山修行的人，正是追随岐黄"外不劳形于事，内无思想之患，以恬愉为务"的古训。练功和服气辟谷也是一种修行，相对于对物质财富的欲求，应当更多的追寻深层次的精神信仰，不注重物质，而是用更多的时间进行禅修，在宁静与祥和中，达到心灵与精神的跃升。

二、老庄的气功养生境界

古代哲学家老子和庄子，在中国文化中并称为老庄被尊为道家鼻祖，是中国哲学的奠基人。老庄都十分推崇无为和守一，对中国道教、哲学、中医、修行等产生了深远的影响，构成了中国古代文化的重要组成部分。

老子在《道德经》讲到修行和养生的时候，说："致虚极，守静笃，万物并作，吾以观其复，复命归根，归根曰静。所以静极复动，动极复静。"意思是，修行之人应当追求虚无、静笃，在这种状态下获得万物生发、循环往复之规律的感悟，"吾以观其复"实则是不观之"观"，是非肉眼之

"观"，方可再次归于至虚至静的境界，在静与动之间，循环往复，静中有动，动中有静。老子这段话，被方家认为是气功养生的基本原则，也是进入"气功状态"的最高境界。

历代修行人，无论道家、儒家、佛家、阴阳家，或是医家，特别是修炼静功者，基本上都严格遵循这一原则，在无为中追求修行的境界。

《庄子·天运》有云："古之至人，假道于仁，托宿于义。以游逍遥之虚，食于苟简之田，立于不贷之圃。逍遥，无为也；苟简，易养也；不贷，无出也。古者是谓采真之游。"庄子描述了古代"至人"的生活状态，凡事讲求仁爱、仁义，在无为中遨游，饮食简单，处事讲究守神、静笃。所谓"采真之游"即不采而采，是功到自然成之采；"真"是真元、真阳之气；"游"是不游而游，身心融入无尔、无我、无他的修行之境界。

在《逍遥游》中，庄子说："若夫乘天地之正，而御六气之辩，以游无穷者，彼且恶乎待哉！故曰：至人无己，神人无功，圣人无名。"凡是能够驾驭天地自然之气，能抵御一年四季、一日六时阴阳之变化，遨游无为之境的人，一般都讨厌被人恭敬和奉迎。所以说，至人的心目中不考虑自己的利益得失，神人不考虑功德，圣人不考虑名利。

至人、神人和圣人的养生修为，亦完全具备了思想境界、精神境界、道德境界、行为境界，值得当今练功修行的人们效法。

《庄子·德充符》曰："立不教，坐不议。虚而往，实而归。"即为人师表者，可以做到不教而教、不议而议；而修身养性者，应当把握虚实，追求无为之境，在虚实之间，达成修身养性、健康长生之目的。

三、孟子的养生境界

孟子提出修齐治平的思想，将修身放在了第一位。他还非常重视自身"浩然之气"的修持和养护，他向弟子公孙丑解释什么是"浩然之气"时说："难言也。其为气也，至大至刚，以直养而无害，则塞于天地之间。其为气也，配义与道。无是，馁也。是集义所生者，非义袭而取之也。行有不慊于心，则馁矣。""心勿忘，勿助长也。"接着，孟子给公孙丑讲了宋人拔苗助长的故事：宋人有悯其苗之不长而揠之者，芒芒然归，谓其人曰："今日病矣，予助苗长矣！"其子趋而往视之，苗则槁矣。天下之不助苗长者寡矣。以为无益而舍之者，不耘苗者也。助之长者，揠苗者也，非徒无益，而又害之。（《孟子·公孙丑上》）

宋国有个人总觉得禾苗长得慢，他就把禾苗往上拔，希望能帮助禾苗长得快一些，忙碌了一天，很疲劳地回到家，对家人说："今天累坏了，我帮助禾苗长高了！"儿子听了急忙跑到地里去察看，发现禾苗都枯萎了。天下很多人都希望自己的禾苗长得快。以为禾苗长大无用处，而放弃锄草和管理的人，都是懒惰之人。然而若不顾自然规律，通过生硬地拔苗试图帮助禾苗长高，这非但没有好处，反而会害了禾苗。

孟子用揠苗助长的故事，形象地说明了练功绝不能急于求成，过于心急就容易气馁，于练功修行有害而无益。气馁就是气感减弱甚至消失，引发功力倒退。欲速则不达，功夫长进必须建立在长期的努力中，踏踏实实，心性同修，才能有所成就。

孟子给公孙丑讲述的练功养气注意事项，包括如下几层含义：

一是要"直养而无害"，"直养"即必须坚持习练，持之以恒，不能三心二意，"无害"指不要练练停停、三天打鱼两天晒网。

二是练功行气必须讲求"义"和"道"，强调提升品行和道德的重要性。不讲求或者违背了"义"和"道"，气"则馁矣"，反映了他长期坚持习练气功的切身感受。这里的"义"和"道"指的是个人修养，是练功修行必须具有的崇高境界。

三是"是集义所生者，非义袭而取之也"，只有日积月累才能够养成优秀品德，平日里行事都符合"义"的要求，即"集义所生"。如果平日里行事不注意"义"，而靠一时一事做出符合"义"的样子来，那是无法取得真功夫的。

四是"行有不慊于心，则馁矣"，功夫必须在长期坚持的基础上渐长，如果有投机心理，过于心急，任何练功行为上的急功近利，都将导致功夫丧失。

掌握行气之法，恰如孟子所言"我善养吾浩然之气"，要持之以恒认真修习，不可懈怠，更不可揠苗助长。

在物质资料和生活资料短缺的农耕社会里，孟子创立思想，代天立言，居然享寿83岁，让"劳民永寿，智佳短年"成为谬论，完全得益于他长期坚持练功修行与呼吸吐纳。

四、孙思邈的气功养生境界

练功辟谷养生，需在思想境界、精神境界、道德境界、行为境界方面，有较好的历练和修为。所谓思想境界、精神境界、道德境界、行为境界，一言以蔽之，可以概括为"养心"和"养性"。孙思邈说："神仙之道难致，养性之术易崇。故善摄生者常须慎于忌讳，勤于服食，则百年之内不惧夭伤也。"（《千金翼方·养性》）孙真人告诉我们：练功修行，修身养性，是为了强身健体，只要勤于练功，善于遵守养生之道，合理利用服气辟谷之技术，则可以健康百年，不愁成不了百岁仙翁。古往今来的练功修行之人，往往大多都是爱国爱家、遵纪守法、热爱生活的楷模。传统上的武林中人，行侠仗义，扶危助困，豪杰辈出，在各方面境界都是非常高的。

在中国历史上，杏坛名家，英才辈出。战国时期的神医扁鹊、汉代医圣张仲景、三国时期神医华佗、晋代道医名家葛洪、隋代太医令巢元方、唐代医药学家孙思邈、明代医药学家李时珍、清代医学家叶天士和徐大椿，等等，他们不但在医术、医理、医药、气功、辟谷等诸多方面有着独到的建树，更是医德高尚的典范。

药王孙思邈不但对药物研究精深，还提出了"大医精诚"的思想，对历代医家产生了深远的影响。在《千金要方》开篇第一卷，就论述了医德的重要性，要求医者必须医德第一，所谓"大医精诚"首先医术要"精"，因为行医是"至精至微之事"，医者必须"博极医源，精勤不倦"，其次要求医者必须拥有一颗仁爱之心，待患者要"诚"，即要有高尚品德，以"见彼苦恼，若己有之"的感同身受之心，怀着"大慈恻隐之心"和"普救含灵之苦"的目的，不能"自逞俊快，邀射名誉"和"恃己所长，经略财物"。孙思邈的思想，深远地影响了世世代代的中医人，成为许许多多名医的座右铭。历代许多名医在思想境界、精神境界、道德境界、行为境界方面都有很深的造诣，堪称后世医家和修行者的楷模。

孙思邈对中老年人养生之道也颇有研究。他总结道："人年五十以上，阳气日衰，损与日至，心力渐退，忘前失后，兴居怠惰，计授皆不称心。视听不稳，多退少进，日月不等，万事零落，心无聊赖，健忘嗔怒，性情变异，饮食无味，寝处不安。子孙不能识其情，惟云大人老来恶性不可恣谏。"（《千金翼方·养老大例》）这里说的就是人到了50岁后，逐渐进入更年期，在心理上会有许多变化，在能力、体力等方面开始衰退。由此导致心情不佳，内分泌失调，吃饭不香，觉也睡不好，经常感到无所事事，脾气性格也容易发生变化，而子女往往都不理解，只会简单地抱怨父母年纪大了，人老了变得脾气暴躁，听不进儿女的善意规劝。

针对中老年群体的养老问题，孙思邈指出："养老之道，无作博戏，强用气力，无举重，无疾行，无喜怒，无极视，无极听，无大用意，无大思虑，无吁嗟，无叫唤，无吟吃，无歌啸，无啼睇，无悲愁，无哀恸，无庆吊，无接对宾客，无预局席，无饮兴。能如此者，可无病，长寿，斯必不惑也。又常避大风、大雨、大寒、大暑、大露、霜、霰、雪、旋风、恶气，能不触冒者，是大吉祥也。凡所居之室，必须大周密，无致风隙也。夫善养老者，非其书勿读，非其声勿听，非其务勿行，非其食勿食。非其食者，所谓猪、豚、鸡、鱼、蒜、脍生肉、生菜、白酒、大酢大咸也，常学淡食。"（《千金翼方·养老大例》）概括孙思邈的养老观点，中老年人应当学会凡事不用其极，懂得适可而止，不做令晚辈难堪、为难和厌烦的事情，不倚老卖老，不想做的事情不必勉强自己去做，注意天气和季节的变化，不过多参与喜庆、吊丧之事，及时增减衣物，躲避风寒和酷暑，住处要干净整洁，志趣高雅，饮食清淡。

孙思邈还认为：中老年人的养老和养生，除了上面的基本要求外，还应当作息合理，适当锻炼，特别需要掌握服气辟谷和气功锻炼之法，《千金要方·养老食疗》曰："老人须知服食、将息、节度，极须知调身、按摩、摇动肢节、导引行气。行气之道，礼拜一日勿住。不得安于其处，以致壅滞。故流水不腐，户枢不蠹，义在斯矣。"而且中老年人练功，应当认真诚恳，积极主动，每天坚持练功。许多老年人安于现状，足不出户，甘做老年宅男宅女，那就会导致气滞血瘀，病从中来。

五、张君宝的气功养生境界

道家武当派开山祖师张三丰，又名张君宝，是数百年来备受国人推崇与敬仰的得道高人，其创立的太极拳及养生之道，更是享誉世界。张三丰通读道家经典，著述颇丰，有《玄机直讲》《玄要篇》《无根树》等篇章传世；其精搏击，善遁术，在武功拳法与阴阳变化隐遁之术方面颇有造诣，并多次受宋、元、明时期的皇帝召见及加封。

据《明史·列传第一百八十七·方伎》记载："张三丰，辽东懿州人，名全一，一名君宝，三丰其号也。以其不饰边幅，又号张邋遢。颀而伟，龟形鹤背，大耳圆目，须髯如戟。寒暑惟一衲一蓑。所啖，升斗辄尽，或数日一食，或数月不食。书经目不忘，游处无恒，或云能一日千里。善嬉谐，旁若无人。"根据正史记载，张三丰生于公元1247年，卒于公元1464年，享年217岁。但据清代河南省河道副使汪锡龄（1664—1724）编纂的《三丰全集·三丰先生本传》称，他于康熙末年在四川剑南道任职时，曾在"奇峰异水间幸遇"张三丰，且于府内"侍先生甚久"，得授修养秘法等。据此推算张三丰寿逾四百岁。

《无根树》这首长诗，是张三丰在武当山写成的，并注明是："明洪武十七年岁在甲子中和节，大元遗老张三丰自记于武当天柱峰之草庐。"《无根树》广为后世的修道者所推崇，其中深奥精辟地描述了修行的要领与养生的境界，下面仅选录几阙供大家研习。

"无根树，花正幽，贪恋荣华谁肯休？浮生事，苦海舟，荡去飘来不自由。无岸无边难泊系，常在鱼龙险处游。肯回首，是岸头，莫待风波坏了舟。"

树有根而不漂移，人无根而飘若浮萍。张三丰隐晦地将修行人比作一棵无根大树，将人的功力、功德比作看不见、摸不着的无根之树上绽放的鲜花，这是人体真气的凝聚，花儿的幽香，则显示着修行者的道行与功力。

世人生活在这个世界上，在三维空间里，一生之中难免被杂事纷扰，世间修行之人，最难放下的，就是尘世间的荣华富贵、功名利禄，但过于贪恋浮华、名利和地位，执念于是是非非，则不利于提升修为，很难修成正果，无法达到较高的功力层次。

人生的过程争名夺利，恰如在苦海里行舟，这苦海不但无边无岸，又充满各种凶险，暗礁四伏。许多人苦苦挣扎一生，到头来往往竹篮打水一场空，功名富贵如浮云般远去，只余下人生多艰的感叹。

宇宙浩渺，天地空阔；人生之渺小，漂泊若尘埃。许多人在追波逐浪的潮流中，被物欲驱赶着失去了自我、自尊与自由，堕落成了囚徒。很多成功人士已经名利双收，却仍然执迷不悟，在欲望的海洋里苦苦挣扎，结果被人生的风浪摧垮了身体，毁掉了健康，猝然间丢掉了性命。之所以许多成功的中年人士骤然猝死，或许就是因为他们过于执迷和不肯回头上岸。

"无根树，花正微，树老重新接嫩枝。梅寄柳，桑接梨，传与修真作样儿。自古神仙栽接法，人老原来有药医。访明师，问方儿，下手速修犹太迟。"

人生步入中老年，生命这棵无根树，满树的花儿日渐衰败，青春成昨，风华不再。但正如梅柳相依、桑梨互接一样，人老了，可通过加强练功，重视养生，恰如老树接嫩枝，而重焕生机长出新芽。草木这等无情之物尚能如此，对于人而言，即使人生历尽沧桑，充满苦难与疲惫，甚至已经衰老，但仍无需慌张与气馁，仍然有成为神仙的妙法，衰老生病亦有灵丹妙药——只要效仿"树老重新接嫩枝"这一修道之法，认真刻苦修行，便离返老还童、重焕青春活力不远了。灵丹妙药在何处？这就需要访名师、寻妙方了。

对于养生修行一事，永远是越早越好。即使已经开始衰老，此时立即开始学习养生和修行，虽然有些迟了，但修行之人能够收获的益处，毫无疑问还是远远大于那些不修行的人。

"无根树，花正青，花酒神仙古到今。烟花寨，酒肉林，不断荤腥不犯淫。犯淫丧失长生宝，酒肉穿肠道在心。打开门，说与君，无花无酒道不成。"

此处的"青"通"清"，张三丰指出：对于人的生命这棵无根树，树上的花，即人体内气、真气，是体内至清至能之物，只有修行至运御自如，真气充盈体内而环绕周身，有仙花仙酒般让人飘飘欲仙、微醺微醉、如云如雾的美妙感受时，修行才算达到比较高的境界，从古至今概莫能外。"烟花寨，酒肉林"泛指物欲横流、花天酒地的人群以及各种风俗场所与名利场。

人生不可避免地面对着各种名利场的诱惑。但即使从"烟花寨，酒肉林"中穿行而过，也应气定神闲，不为所动，做到"不断荤腥不犯淫"。就算"酒肉穿肠"而过，只要心中有道、抱持修行的信念，"见素抱朴，少私寡欲"（《道德经》第十九章），抱真守一，将修道、修行贯彻到实际生活的方方面面、每时每刻，即使不断荤腥，也不违背修行之根本。但万万不可犯淫邪，如生活淫乱、不加检点等，一旦"犯淫"便会耗气毁元，紊乱体内真气，丧失长生之根本，则再难健康长寿了。"无花无酒道不成"，张三丰告诫我们，当习练气功至进入仙花仙酒之境，感受到那种如醉如痴、虚无缥缈、似醉非醉的状态时，便是修成正果、道行较为高深的真正开始。

修行非易事，其道阻且长。能够达到"花酒神仙"的境界，基本上走向了"大道已成"和"功德圆满"，且不论是否真的能够长生，但至少也足以抵御疾病了。此时的人，已不再会为声色酒肉所累，不断荤腥而荤腥已忘，即使酒肉穿肠亦宛若茹素般淡然处之，更不会犯淫邪与罪过。

世间常见，一些善于修行的人，修炼至一定境界后，便对荤腥不再有任何念想了，逐渐以素食养生，这就叫功到自然成。

张三丰的"花酒神仙"只是一个比喻，并非提倡修行饮酒。中医认为，喝酒会导致人体气血紊乱，胆气贲张，容易让人失去自我制约，是许多疾病的根源。而且酒后极容易遭受寒气入侵，七情失控。故修行练功者，面对美酒应当自我克制。这些论述中，也包含了对练功境界的坚持和坚守。

六、中医的传统养生境界

中医将影响人体健康的各种因素，比较系统地归结为

"九气"与"七情""六淫"等。保持健康和养生，应当清楚地知晓和避免这些因素对人体的危害。

《素问·举痛论》曰："余知百病生于气也。怒则气上，喜则气缓，悲则气消，恐则气下，寒则气收，炅则气泄，惊则气乱，劳则气耗，思则气结。九气不同，何病之生？"清代医学巨著《医宗金鉴·杂病心法要诀·诸气总括》将此"九气"称为"寒气、炅气、喜气、怒气、劳气、思气、悲气、恐气、惊气"，并指出这些气对于人体的伤害各不相同：寒气外束皮肤，腠理闭；炅气使人热汗出，腠理开，气泄而中暑；喜则气缓，缓则气散，极虚者易生大病；怒则气逆，逆甚易呕血；劳则喘息，汗出，气耗则倦；思极而气不下行，郁结于心；悲触则心肺气戚戚然，营卫不散而气消；恐极则伤精害志而气下；惊则心动，易致心神不安。"七情"包括"喜、怒、忧、思、悲、恐、惊"七种情绪的变化，《素问·阴阳应象大论》曰："人有五脏化五气，以生喜、怒、悲、忧、恐。"七情从心而发，心为五脏六腑之主。心主喜，肝主怒，脾主思，肺主悲，肾主恐，即脏腑主七情，七情又反过来作用于脏腑。适当的七情护持脏腑，过激的情绪变化损伤脏腑。

自然界中，寒暑交替，阴阳推移，存在着"风、寒、暑、湿、燥、火"六种气象气候变化，称为"六气"。当六气变化失常或人体抵抗力下降时，六气就会成为影响人体健康、致人滋生疾病的外感病邪——"六淫"。如因为季节、气候、地理、环境等因素的变化，人体极易外感风邪、寒邪而致病。

气功和服气辟谷作为适合中老年人锻炼的有效方法，综合调整身心和气血，其功效显著。中医对诸气之病的治法在《医宗金鉴·杂病心法要诀·诸气治法》有载："寒热热寒结者散，上抑下举惊者平，喜以恐胜悲以喜，劳温短少补皆同。"即寒者热之，热者寒之；结者散之，散者结之；上者抑之，下者举之；惊者平之；喜以恐胜，悲以喜胜，以情治情；劳者温之，短气、少气者补之。而练习气功和服气辟谷可理顺气血，疏通经络，化瘀解滞，提升人体免疫力，唤起人体自愈功能，调畅人体气机，使人心情恬淡、情绪平和，淡泊名利是非，对于预防"九气""七情""六淫"对人体的伤害，具有重要的作用。

明代医家龚廷贤（1522—1619）不但医术精湛，著作等身，对养生也造诣颇深，享寿97岁。他不仅对养气和养神有独到的体会，还总结了自己的养生经验，写成了《延年良箴》：

> 四时顺摄，晨昏护持，可以延年；
>
> 三光和敬，雷雨知畏，可以延年；
>
> 孝友无间，礼仪自闲，可以延年；

谦光慈让，损己利人，可以延年；

物来顺应，事过心宁，可以延年；

人我两忘，勿竞炎热，可以延年；

口勿妄言，意勿妄想，可以延年；

勿为无益，常慎有损，可以延年；

住行量力，勿为形劳，可以延年；

坐卧顺时，勿令身怠，可以延年；

悲哀喜乐，勿令过情，可以延年；

爱憎得灾，揆之以义，可以延年；

寒温适体，勿侈华艳，可以延年；

动止有常，言谈有节，可以延年；

呼吸精和，安神闺房，可以延年；

静习莲宗，敬礼孔训，可以延年；

诗书悦心，山林逸兴，可以延年；

儿孙孝养，僮仆顺承，可以延年；

心身安逸，四大闲散，可以延年；

积有善功，常存阴德，可以延年。

龚廷贤还有一首养生诗《摄养》传世：

惜气存精更养神，少思寡欲勿劳心。

食惟半饱无兼味，酒止三分莫过频。

每把戏言多取笑，常含乐意莫生嗔。

炎凉变诈都休问，任我逍遥过百春。

龚廷贤的长寿秘诀，概括起来，大致包括：顺应四时和季节变换，敬畏自然，以诚待人，遇事谦让，待人宽厚，凡事量力而行，注意劳逸结合，控制七情六欲，安享天伦之乐，有精神信仰，吟诗作赋志趣高雅，追求功德修为，养气、养神，少思寡欲，食不过饱，适量饮酒，保持开心快乐，不管不顾闲言碎语。这其中也包含了练功养生"四个境界"的精神内旨。

中老年人的健康养生如此，青年人何尝不如此呢！如果人们从年轻时代就对身体健康予以重视，尽早开始气功锻炼，掌握导引行气和服气辟谷之道，那么，普天之下的医院几将门可罗雀，率土之滨多是长寿之人。

七、日常练功与自我修持

在日常练功修持的过程中，应当努力坚持做到四个境界。个人练功与多人合练最大的区别在于，群体行为对个体行为有积极敦促的良性影响。大多数人往往是从封闭或半封闭的学习班中学习功法，在学习阶段，根据课程安排每天练功的时间较长，再加上有学友的相互支持与比照，练功的精力都较为集中专注，因此气功对健康的积极作用充分彰显，祛病康复也见效快。但学习结束以后，人们大多数都是以个体的形式在家中练功修行。

在家庭生活环境中，时常发生的事务性干扰往往会导致练功出现一些"散"和"乱"的情况，如家务事、家庭矛盾和工作杂事的干扰，造成气功习练者思维不集中，气不定、神不闲，难以入静，难以达到较为深度的禅定。其解决之道，可从以下五个方面着手。

（一）看彭祖和孙思邈怎么说

大多数人练功和服气辟谷为的就是治病祛病和健康长寿。彭祖曰："道不在烦，但能不思衣食，不思声色，不思胜负，不思曲直，不思得失，不思荣辱；心无烦，形勿极。而兼之以导引，行气不已，亦可得长年，千岁不死。"孙真人曰："凡人不能绝嗔，得无理之人易生嗔喜，妨人道性。"（《千金翼方·养性》）彭祖和孙真人指明了练功和获得健康的路径，就是要放下日常生活中的各种是非曲直、荣辱成败，坚持练功，合理安排服气辟谷，节制欲望，控制情绪，身体不能过劳，才可达到健康长寿的目的。

生活在世俗中的人们，总免不了被各种事务影响思维与情绪，难以完全清空大脑杂乱信息而进入无思状态。如果遭遇了令人烦恼、愤怒的事情，那就只能靠自己有意识地排除不良情绪的干扰，不使之影响我们的心情和功力。

实践中发现，通过数息或意念将各种杂乱思维集中于百会穴，之后以意念令其逐渐地沿着任脉下行，至中丹田时，杂乱思维信息自然肃清，大脑一片宁静，可达到"无思"和"绝嗔"之奇效。

（二）练功前节制欲念，先入静再练功

彭祖"不思衣食，不思声色，不思胜负，不思曲直，不思得失，不思荣辱""心无烦，形勿极""而兼之以导引，行气不已，亦可得长年，千岁不死"的见解，这实际上说的就是练功应具有的思想境界。彭祖还告诉我们，开始练功之前，需要节制欲念，平复情绪，清心寡欲，让自己平缓入静，身体亦不能过于劳累。

假若练功的时候，心神不宁，唉声叹气，思绪总被琐事困扰，心乱如麻，则练功与做广播体操并无二致，结果不但可能事倍功半，甚至还可能劳而无功，白白耗费了时间，还有可能因"气馁"而出现练功偏差，贻误已有的功力。因此修行之时，一定要认真地约束自己。

习练静功需要大脑完全入静，只有躯体进入禅定状态时，才能开启静功的功效之门。坐立不安、无法入静时，可通过习练动功，让心情和身体逐渐平静。

情绪剧烈波动后尚未完全平复，或心情烦躁，思绪游移，气不定、神不闲之时，要避免习练腹式呼吸与禅定功，否则很可能导致气息紊乱等不良后果。

（三）练功环境

《灵枢·本神》对养生的环境提出了要求："智者之养生也，必顺四时而适寒暑，和喜怒而安居处，节阴阳而调刚柔，如是则邪僻不生，长生久视。"养生必须与环境结合起来，要兼顾四时、季节、气候的变化，还要控制情绪，居处要安静祥和，时常通风，阳光柔和，光照充分，则阳气充盈，阴邪不生，有利于健康。

彭祖对练功场所的要求是："和神导气之道，当得密室，闭户安床暖席，枕高二寸半，正身偃卧，瞑目，闭气于胸膈中，以鸿毛著鼻上而不动。"因为练功需要入静，当只有一人独处一室，无他人干扰时，是最佳的练功时机。

倘若有其他功友一同修行习练功法，则另当别论，两三人或更多的人一起组场练功，一起交流练功心得，气场、能量场及练功效果更佳。

（四）合理安排服气辟谷

服气辟谷与脾胃有最直接的关联。人体之脾主运化，胃主受纳。脾胃互为表里，二者如同太极阴阳图，一阴一阳，一静一动，生生化化，无休无息。若无胃的受纳，则脾无以运化；脾不运化，则胃纳滞停，无力再纳。故脾胃两者相依共生，缺一不可。其余脏腑，如心、肝、肺、肾、胆、肠等，亦皆受制于脾运化之健衰、胃受纳之盈虚。

无论哪一个脏腑，"过用"则"生病"。人从母体降生之日起，就开启了"吃"的旅程，胃肠及各脏腑就展开了各自的工作，从未有过休息的时间。所以，合理安排服气辟谷，给五脏六腑一个休养生息、自我调整的假期，就显得十分重要。

成功进入服气辟谷状态后，以呼吸吐纳汲取天地之精华、宇宙之能量，实现机体的水火既济，阴阳平衡，虚实相济，负阴抱阳，此时，胃功能基本暂停，开始进入休养生息模式。相应的，心脏、肠道、肝脏、胆囊、胰脏、肾脏等脏器，也跟着进入休养生息或类似基础代谢的状态，开启了自我检查、自我修复、自我更生的机制。

习练者掌握了服气辟谷养生技术后，可以根据自己的身体健康状况，视自身的年龄、疾病、胖瘦等，每月安排一到三次服气辟谷，每次三至十天为宜。

若只是一般性的亚健康或"三高"症状，则每月辟谷一次，每次三五天足矣。若有比较严重的疾病，则应当根据具体情况，在气功辟谷导师的指导下遵嘱辟谷，并应当辨证施功，根据健康状况经常做出适当的调整。

对于亚健康人群和一般疑难病、慢性病人群，通过服气辟谷，可以让机体内各脏腑得到休养生息，恢复人体自愈能力，让有病变的脏器得到自我修复的机会；对于健康人群，则可以通过辟谷，排出体内淤积的毒素，达到"治未病"和预防疾病的目的。

（五）勤奋练功，避免功力倒退

在独自修行与练功的过程中，应当保持良好的精神状态，具有良好的精神境界。练功中，有的人锐意精进，功力见长，有的人则功力倒退。功力倒退的常见原因不外乎以下几方面。

第一，自行练功时，有的人诸事扰心、心猿意马，难以入静。有的人对完成预备动作不够重视，不能做到完全入静，无法很快进入练功状态。如果不入静直接开始进行功法动作，或是练功过程中海阔天空地胡思乱想，做不到全神贯注，则其功效肯定不甚理想。

第二，练功时常偷工减料、掐头去尾，结束时收功势过于草率，虎头蛇尾，这会影响功效和功力的提升。除了预备动作不可少之外，练功完毕时的收功势也必须要认真对待，收功势是整个功法的一部分，应养成不收功不结束的好习惯。

第三，招式不准确，力道不够，对经络、血脉的激励效果不足。练功讲究力道，有的习练者一招一式非常认真、力求精准到位，而有的习练者的动作草率敷衍、不到位，似玩耍一样。练功姿势的准确性与力道，对能否充分刺激经络和穴位至关重要。只有一招一式准确到位，才能最大限度保证功法的疗效。

第四，缺少导师的督促、引导，很多人容易忽略静功。常有学员反馈，平常生活中家事繁多，感觉内心浮躁难以安定，无法坚持习练禅定功。但是，万万不可小觑禅定功，佛家道家的修行者们，在其一生的修行中，很多时间都专注于入静与禅定，可见禅定功作用之强大。而且，修行的最高境界就是修心，禅定正是修心的绝佳方法。张三丰提出的"花酒神仙"之境，只有入静入定才可达到；无根树上的仙花仙酒散发着的芬芳与香醇，很好地诠释了修行修心之道。

第五，自行压缩练功时间，造成练功力度不足。例如，原本完成一套会元功需要45分钟的时间，有的人自行压缩至30分钟，常常机体刚刚进入练功状态，就结束了。客观上对经络穴位的激励作用根本不到位，对体内的湿、寒、瘀、滞难以达到排解之效，康复效果自然会大打折扣。

第六，思想不够重视，练功稍显懈怠。一些习练者认为已经掌握了功法，又无大病，且缺少恒心，经常原谅自己的懒惰而疏于练功，甚至是不练功，这毋庸置疑会导致功力倒退。原本通过练功已经通畅的经络，极易再次淤积阻滞，气血不畅，机体重新回到原来的亚健康状态，甚至复遭病魔入侵，这时若想再次恢复先前的功力，就需要付出加倍的努力。因此，练功讲究持之以恒，切忌三天打鱼两天晒网，更不能一曝十寒。

八、刻苦练功，锐意精进

练功修持，应当注重完善自己的道德境界，且贵在持之以恒。每天坚持在固定的时间练功，养成规律，形成良好习惯。例如，坚持晚间入睡和早晨醒来时各练通络功一千次，吃完晚餐一小时后练习甩手功一千次，等等。

练功修行，是为了强身健体、改善自己的健康。要做到不练则已，一练到位，确保练功成效。练功必须认真，全身心地投入，一招一式都力求准确到位。哪怕仅练习三十分钟，也要充分利用宝贵的练功时间，避免心不在焉、敷衍了事。

气功应每日坚持练习，且每天保持相对稳定的练功强度、力度和练功时间。根据自身情况，每日习练气功2至6小时不等，并尽量在固定时间练功。练功强度和练功力度还要随着功龄的增长而不断加强，方得奇效。

很多人一听每天应坚持练功两小时就生畏，强调自己工作、生活忙碌，没时间。仔细想想，当下人们每天消耗在智能手机上用于休闲玩乐浏览趣闻的时间有多少？其实对于大多数人来说，时间都是充足的，不过是对气功、对健康未予足够重视罢了。

虽然这世界如此纷繁复杂、绚丽多彩，但与自己最息息相关的，终究还是自己的身体与健康。

　　需要指出的是，逆腹式呼吸法，是练功的难点与重中之重。许多修行人倾尽一生，尚不能参透与感悟。习练者很可能在短时间内难以掌握自如，需认真体察，悉心探求。

　　气功习练者最好能够每周抽出一定时间，与其他学友或修行人一同互动、交流练功心得，从而相互促进，共同提高。遇到有解不开的问题，切勿轻率地妄自揣度和擅自下断语，应及时向导师或者书本求教。

　　患病者或亚健康者，通过一段时间的练功修行，气血通畅，精气充足，恢复了健康。有一部分习练者会安于现状，对自己放松要求，练功的热情大不如前，甚至将练功抛之脑后，更有甚者倚仗身体健康，恢复了原先的陋习，生活变得更加肆无忌惮。导致功力衰退，气感全无，再次经络不通，气血不通，此时，距患病也就不远了，可以说，病是自己折腾出来的。

　　当发现自己的功力倒退，重新回到气血不畅、经络阻滞的状态时，应当立刻纠正，尽快恢复练功，重新找回气血顺、经络通的良好感觉。

　　第一，尽快恢复练功强度和练功力度，并保持每天足够的练功时间。在"三调合一"的状态下，若能够渐进地增加练功时间，才能比较有效地恢复原先的功力水平。此外，还需要重新规划空闲时间，好钢用在刀刃上，减少无谓的休闲玩乐，保证每天的练功时间。

第二，在思想上重视，找出功力倒退的直接原因。练功修行是一种学习，是一个需要不断充实、提升的过程，正如逆水行舟不进则退，一旦松懈停滞不前，便会功力倒退，经络不通、气滞血瘀，疾病滋生的情况再次出现。这时，不仅会导致功力倒退，严重的还会对精神与机体健康造成恶劣的影响。因此，要从思想深处找出导致功力倒退的原因。牢记张三丰之告诫"下手速修犹太迟"，现在修炼都已有些迟了，切不可再拖延。

第三，以健康为本，适当地看破和放下。正如《红楼梦》里《好了歌》所吟诵的："世人都晓神仙好，惟有功名忘不了！古今将相在何方？荒冢一堆草没了。"自古以来，从夏商周秦汉，再到现今，中华文明跨越了几千年，历史能铭记的人物，仅是有限的寥寥数位帝王、名将与有造诣的文化人和思想家。多少王侯将相、知府知州、富贾豪绅今何在？尸骨无存，不过是黄土一把埋没了，功名利禄不过轻风浮云。最重要的是拥有健康的人生，不单机体健康，心理与精神也应健康。过去常有人说，人生以事业为本、人生以家庭为本，其实，人生应以健康为本，而健康以呼吸为本。失去了健康，荣华富贵变得毫无意义。因此，练功追求健康之人，对于功名利禄、家事世事儿女之事，要适当地看破和放下。

习练气功有助于延年益寿，练功与养生的关键在于自身的坚持，抱真守一，人天相应，应依据自己的身体情况和所处环境等因素，在顺应自然的同时达到摄生之目的。

九、以积极心态防病抗病

中老年练功者特别是疑难病患者练功时，应当注意控制情绪，注重自己的行为境界。人的不良情绪产生的根源，除了外界客观因素的诱发外，自身道德、品质、性情等也是重要因素。客观环境因素是不可预知的，而自身道德因素是可以改善和提升的。美国约翰·辛德勒医生（Dr.John A.Schindler，1903—1957）根据自己数十年行医所统计的数据，编写了《病由心生》（How to Live 365 Days a Year），书中列出了一部分不良情绪能导致的疾病，认为76%的疾病都由情绪引发（表8–1）。

表8–1　不良情绪导致疾病产生的可能性百分比

症状	百分比	症状	百分比	症状	百分比
颈椎疼痛	75	胆囊胀痛	50	头昏眼花	80
咽喉肿大	90	胃胀气	99	便秘	70
溃疡	50	肠胀气	44	疲劳	90

引自：（美）约翰·辛德勒著.病由心生.杨玉功译.北京：中国言实出版社，2007.

明代医家张介宾在《类经·疾病类》中说："气之在人，和则为正气，不和则为邪气。凡表里虚实，逆顺缓急，无不因气而生，故百病皆生于气。"形气神是构成人的生命和健康的三大基本要素，气是维持人体生命活动的基本能量，通过气的运动维持人体脏腑、经络等组织系统的正常功能。气与血并行，分布于全身，气血无处不在，生生不息。九气滋生，外感六淫，内伤七情，过劳和意外伤害等，均可导致气机失常，引起脏腑经脉功能的紊乱，导致诸病发生。《黄帝内经》多次指出了情绪对健康的不良影响。《灵枢·顺气一日分为四时》早以"夫百病之所始生者，必起于燥湿、寒暑、风雨、阴阳、喜怒、饮食、居处"，指出了生活环境和自身情绪变化是影响人体健康、滋生疾病的主要因素之一。"悲哀动中者，竭绝而失生。喜乐者，神惮散而不藏。愁忧者，气闭塞而不行。盛怒者，迷惑而不治。恐惧者，神荡惮而不收。"（《灵枢·本神》）"怒伤肝""喜伤心""思伤脾""忧伤肺""恐伤肾"（《素问·阴阳应象大论》），指出了不良情绪产生以后，导致人体气机失调，对不同脏腑造成的伤害。

性情修炼有益健康。《黄帝内经》除要求"恬淡虚无""精神内守""志闲少欲""心安不惧"（《素问·上古天真论》）之外，还说了："清静则肉腠闭拒，虽有大风苛毒，弗之能害"（《素问·生气通天论》），"清静则生化治，动则苛疾起"（《素问·至真要大论》），并强调："志意和则精神专直，魂魄不散，悔怒不起，五脏不受邪矣。"（《灵枢·本脏》）因此，维持健康的重要前提，就是维护机体不受环境伤害的同时，呵护自身气机，使之免遭七情所伤，完善自己的行为境界。那么，具体应该怎么做呢？

第一，德为先，品为高。性情与个人修养、道德息息相通。道德水平常常决定一个人胸怀是宽广还是狭隘，是否宽容他人的缺点。有的人往往因为一些琐事不如意而大动肝火，还有的人自私狭隘，动辄性格乖张，要知道，出口伤人之时亦自伤。

如果婆婆和儿媳共同生活，绝大多数婆媳往往较难以长期和睦相处，总是矛盾多多，彼此抱怨对方如何懒惰，或看不惯对方的某些生活习惯，或对方如何不体贴自己……但如果是母女在一起生活，情况却往往完全相反，她们一般能够彼此体谅，都担心对方累着，都会自觉地替对方着想，尽量自己多做家务，让对方多休息一些，饮食方面也为对方考量而斟酌再三。同样是两个女人一起生活，为什么婆媳之间的关系如此不堪，母女之间的关系却如此和谐呢？究其根源，还是双方没有将对方视为自己的至亲至爱，而将其视为另外的不和谐存在。练功辟谷修行之人，倘若以亲子血缘关系的态度，去对待周围的人和事，这就为取得良好的祛病健身效果提供了前提条件。如果婆媳之间彼此将对方视为自己天然的至亲至爱，如同母女一样彼此信任和包容，那么，婆媳关系将会成为世界上的最优秀的双边关系之一。在练功服气辟谷期间，也应当与周围环境建立起最优秀、最和谐的关系，创造一个良好的养生环境，自己从中受益，周围的人们也会受益。

中国古人"以德养生"的观念传承至今，说明了道德在养生中的重要性，道德是开启宇宙能量通道的金钥匙，人的德行高低间接影响着自身的健康水平。因此，应将"德为先"作为自己的人生信条，将仁、义、礼、智、信贯彻在生活中的待人接物、一言一行中。

练功修持，为的是强身健体，益寿延年。所以，作为练功修行之人，无论男女老少，品行更应高于一般的人，皆应具有比较高尚的处世哲学和人生态度，豁达大度，凡事不可斤斤计较，不与常人争高低，不争一时之短长，明白大多数的争夺并没有实际意义，有时退一步反而海阔天空，避免自蹈险境、损身折寿。

拥有高尚的节操并不容易，需要在时时处处注意养成，并体现在生活的方方面面和每日每时，给他人带来温暖、信心和力量。正如基督教义所倡导的：要像光一样，照亮他人；要像盐一样，弥补他人之所需。光和盐是生命不可或缺的基本物质，如果一个人的存在对于他人来说宛若光和盐，那么这个人一定是品行和节操都十分高尚的人。

第二，遇事积极对待，让阳光永驻心间。世界上的事物本来无所谓对，无所谓错的，只因为看问题的角度不同，才有了对错之分。生活中发生的很多事情，并没有绝对的是非好坏。有些矛盾的发生，是因为矛盾的双方站在不同的角度与立场看待问题所造成的；这类矛盾往往通过自身心平气和地换位思考或礼让对方，就能获得比较完善的解决。

因此，我们遇到不如意的事情，应避免消极思维，多关注事物内在的积极成分，对待他人、看待社会，都要多一些阳光，少一些阴暗。消极思维带来负能量，积极思维带来正能量。

古人云："君子坦荡荡，小人常戚戚。"练功养生和辟谷养生，最应追求心情恬淡自然，松静愉悦，在快乐的心境中，实现功德双修，取得祛病健康的理想成效。如果杂念丛生，私欲蠢蠢，难以进入松静气功态，也无法获得良好的健康功效。久而久之还会导致心胸郁闷，肠胃滞胀，气血瘀积，则健康难保矣。倘若在这种状态下练功，极易出现气功偏差，影响身体健康。练功的心态端正，态度认真积极，与人为善，与环境友善，是非常重要的。倘若一个人凡事处心积虑，内心斤斤计较，遇事自私狭隘，缺少坦荡公正的情怀，那么无论习练什么功法，都难以学有所成。

第三，处变不惊，应对从容淡定。人生运程有波峰，也有低谷。我们为人处世，人生之大事要事，皆受制于人生运程的束缚，极可能是注定要发生的，无论怎样无法躲避。当人生际遇不顺之时，应当学会隐忍，控制情绪，不急不躁，尤其中老年人，更要遇事沉着，泰然处之。以便安然地度过人生低潮期，才能迎来祥和幸福的晚年。

人生于天地之间，健康与否受制于自然环境和自身情绪变化。"气合而有形，得脏而有名……春生夏长，秋收冬藏，是气之常也，人亦应之。"（《灵枢·顺气一日分为四时》）练功辟谷以求健康养生，则应遵循大自然之法度，根据自己身体情况，因应四季之变，调和阴阳五行四时之气，掌握练气之法，为健康所用。

练功和服气辟谷的基本要求就是形、气、神三调合一，要求身心专注，松静自然，遇事既不能"恐"，也不能"惊"，方可取得最佳练功效果和康复疗效。因此，练功和辟谷期间，甚至日常生活中，都要养成松静自然、处事淡定的良好习惯。不能一惊一乍，动辄尖叫、惊呼，有时候自己并不害怕，却极容易造成别人受到惊吓。尖叫、惊呼的结果，除了自身元气有所损耗，如果他人尤其是疾病患者因此而感到惊恐、遭受惊吓，则会让其心神受损，破坏了形气神合一和身心息的合一，造成气息损耗，影响其气血的正常运化，不利于祛病养生。

第四，多做善事，修身养性。人们往往有这样的体会：做了某件坏事后，会心神不宁、忐忑不安很长一段时间，这不但影响功力，还对精神体有所损伤；做了一件好事，反而会身心愉悦，心中充满幸福感，感觉自己的人生价值、生命的意义得到了体现，这时，定力得以提升，练功也更容易入静。

做善事应遵从自然之道、人间之法。彭祖认为"口目乱心，圣人所以闭之；名利败身，圣人所以去之"（《千金翼方·养性》）。彭祖这一养生思想受到孙思邈的大力推崇。

智慧的养生者应当遵纪守法，爱国爱家，首先将功名利禄之心置之度外，其次是节制声色和口腹之欲，再次是要在行动上多积功德，在言语上注意口德，约束和杜绝口业。

第五，刻苦练功，健康身心。随着生活水平提升和工作条件现代化，在中老年人群体中，亚健康和"三高"等慢性疾病呈爆发趋势。

但凡人到中年，身体器官机能陆续出现衰退，继之迎来了更年期。中年人在实际生活中，也面临着更多的压力与负担：在工作中，常面临着事业是否更上层楼的忧思，是进是退还是维持现状的犹疑不定；在家庭生活中，不但要操持孩子的婚姻事业，还要面临着如何照顾孝敬几位老人的问题。各种愤懑、哀愁、忧虑等不良情绪在人体内日积月累，日益加重，损耗人体元气，破坏人体气机，岁月悄然染白了双鬓，健康状态每况愈下。不良情绪对中老年人健康的危害十分明显，必须下功夫尽量避免之。

孔夫子早有训言："五十知天命，六十耳顺。"人到中老年，要学会"耳顺"，即这个耳朵听进来，那个耳朵冒出去。凡事不要长时间萦绕于怀。其实，生活中的大多数矛盾，过了十天数月再回顾时，发现不过细枝末节的小事，本就是可一笑而过的。所以，人到中老年，不应再为无足轻重的琐事大动肝火，遇事以和为贵，避免加深矛盾，以更好地维护自己的身体。

经常有初学气功的习练者，在初学阶段收获颇丰，宿疾普消，包括高血压、心脏病等造成的不适症状消失，经过一段时间的努力，完全告别了药物，浑身轻松舒适，心情喜悦，仿佛重回壮年时光。越是在这时候，越需要继续坚持不懈地练功，合理安排服气辟谷，加强修身养性，让健康常驻身心。

习练气功强身健体，尤其讲究修心养性，锐意精进，"师父领进门，修行在个人""功夫在题外"。有些习练者之所以疾病复发，往往是以为病好就万事大吉，练功懈怠，在修心养性方面疏忽大意，或者因琐事大发脾气，没有改变自身过于操劳忧虑或急躁易怒的性情。还有的老年人禀性难移，已到"耳顺""知天命""从心所欲"之年，本应泰然自若、沉心静气之时，却风声雨声吵闹声声声入耳，家事国事天下事事事操心，执念过深，习练气功时气不定神不闲心不宁，无法入静，更谈不上"精进"二字，因此疗效日渐衰微。遇到情绪剧烈波动或者意外事件后，极容易导致功力倒退。

第六，充分认识长期练功的重要性。无论是佛家、道家、阴阳家还是医家之气功修行，都要求坚持不懈，长期锻炼，方能修成正果，却病强身，益寿延年。

《灵枢·天年》总结了人生的不同阶段："人生十岁，五脏始定，血气已通，其气在下，故好走；二十岁，血气始盛，肌肉方长，故好趋；三十岁，五脏大定，肌肉坚固，血脉盛满，故好步；四十岁，五脏六腑十二经脉，皆大盛以平定，腠理始疏，荣华颓落，发颇斑白，平盛不摇，故好坐；五十岁，肝气始衰，肝叶始薄，胆汁始减，目始不明；六十岁，心气始衰，善忧悲，血气懈惰，故好卧；七十岁，脾气虚，皮肤枯；八十岁，肺气衰，魄离，故言善误；九十岁，肾气焦，四脏经脉空虚；百岁，五脏皆虚，神气皆去，形骸独居而终矣。"在人生的前半期，属于成长阶段，由阴至阳，由弱到强，从小到大，人生走的是上坡路。人生步入中年以后，则恰恰相反，人生和人体健康进入衰退阶段，由阳入阴，由强到弱，由旺到衰，人生进入下坡道。

对于中老年人来说，习练气功，合理安排服气辟谷，不是权宜之计，更不能临时应付。应放弃急功近利的投机心理，充分认识练功辟谷对于健康长寿的显著作用，对练功的长期性有心理预期，以便持之以恒，长期坚持下去。

练功是一个长期的行为，山里的修行人往往坚持一辈子，许多人因此享寿百岁，甚至数百年岁。对普通人来说，如果想在后半生不与药罐子、药瓶子和病床为伍，减少和避免与医院、医生打交道的机会，就从每一天都坚持认真练功开始。

年轻人每天气功锻炼应尽量不低于1~2小时，时间宽裕的中老年人可每天气功锻炼4~6小时，甚至可以更多一些。

从传统医学中寻找根据，从古人智慧中寻找力量。坚持练功，按需辟谷，就是维持健康、追求健康的通途。清人郑板桥有《竹石》诗云：

咬定青山不放松，立根原在破岩中。

千磨万击还坚劲，任尔东西南北风。

人的生命就像翠竹，练功辟谷之路恰如攀登一座高山，修行人必须抓住机会，把握自己的生命，坚守生命的意志，咬定青山，不轻言放弃，坚定自己的练功信念，营造属于自己的健康生活。

附　　录

气功和辟谷结合调节治愈复发性嗅沟脑膜瘤
1例分析

摘要：在西医临床上主要依靠手术切除治疗嗅沟脑膜瘤，容易引起术中大出血，致患者死亡或残疾，且术后复发率较高。复发性嗅沟脑膜瘤恶性程度增加，手术难度加大，预后不良。通过练功和辟谷，促进人体之经络畅通，气血顺畅，化解多种增生组织，嗅沟脑膜瘤及各种症状均消失。验证了中医"气血不通，百病丛生，气血通畅，百病全无"的理论。且无明显副作用，患者经济负担轻微，医患风险同时减轻。

主题词：气功　辟谷　复发性嗅沟脑膜瘤　调节

嗅沟脑膜瘤是一种比较常见的脑部良性肿瘤，分为单侧或双侧，以单侧为多。嗅沟脑膜瘤早期症状有额部疼痛，一侧嗅觉减退或逐渐消失，记忆力减退，单侧视力下降，表情淡漠，引发精神症状，病人有时出现过度兴奋、幻觉和妄想，或诱发癫痫等。极容易被病人忽略，导致肿瘤不能被及时发现。

古代医家典籍称肿瘤为"积聚""瘤痕""石疽"等，源于人体七情变化失常、正气虚弱，导致毒邪入侵，蕴积于经络、脏腑，致使气滞血瘀，久之而成病患。《中医气功学》认为，自然界的阴阳、五行之变，与人体脏腑、经络、腧穴及人的精气神都有密切关联，人的生命和健康是天人相应的，药物与气功互为补充。肿瘤是可以通过练功治愈的，有许多成功的案例可循。

根据传统的中医气功理论和辟谷理论，结合现代医学理论，在了解嗅沟脑膜瘤特点的基础上，尝试应用气功和辟谷相结合，调节治疗复发性嗅沟脑膜瘤一例，取得了预期疗效。

1.一般资料

陈某，女，1966年生。主诉：2009年6月8日，在新疆呼图壁县人民医院CT检查，见脑部嗅沟区"5.51mm×5.45mm"脑瘤。几天后，在新疆医科大学附属肿瘤医院做手术切除，同月29号出院。2010年8月2日，在新疆医科大学附属医院复查，嗅沟脑膜区未见异常。2011至2012年间，患者间断去该医院复查三次，复查结果均表明未见异常，术后恢复很好。至此，认定康复，逐渐淡忘病情，疏于复查。

2015年11月初，患者左手中指和无名指开始麻木，逐渐从手掌到手臂酸胀、疼痛，情绪低落，爱发脾气，纳差。11月18

日，在乌鲁木齐市中医院脑科做医学影像检查，见颈椎曲度变直，颈4-7椎体边缘骨质增生改变，颈5-6椎间变窄，诊断为颈椎病（见下图）：

自此，患者将所有不适症状均认定为颈椎病的影响，而未及时做更细致的复查。

患者于2016年1月9日至13日，在乌鲁木齐参加了天健辟谷养生功技术培训班。为治疗颈椎病而特别专心的练功，5天时间全部做到服气辟谷。

　　2016年5月15日，患者因工作单位要求统一体检，在新疆医科大学附属医院MRI检查，结果：左侧前颅窝底可见带样明显强化，有34.5mm×7.2mm带样强化（见下图）：

新疆医科大学附属肿瘤医院

影像科 MR 报告单

姓名	陈	性别	女	年龄	49 岁
病人编号	1000058916	检查编号	MR00098736	住院号	53260002
检查日期	2016-05-15	报告日期	2016-05-16	病人来源	门诊
申请科室	神经外科门诊		申请病区	神经外科门诊	

检查部位：脑MRI平扫加增强

检查技术描述：T1WI：SAG、TRA、COR；T2WI：SAG、TRA、COR

检查所见：
患者脑膜瘤术后复查，现左侧前颅窝底颞部骨质不连续，呈术后改变，前颅窝底术区结构略显紊乱，可见不规则片样稍长T1稍长T2信号，邻近未见明显强水肿信号，增强扫描后，左侧前颅窝底可见带样明显强化，大小约34.5mm×7.2mm，术区脑膜可见线样强化。脑实质内未见明显异常信号，脑室系统形态正常，脑中线居中。

检查结论：
左侧前颅窝底脑膜瘤术后改变，术区带状强化灶，脑膜强化？建议与术前片对比，随访。

报告医生：杨爱梅　　　　审核医生：
此报告仅供临床医生参考。若有疑问，请与我科联系。以审核医生手签名为有效。

　　至此，患者才知道嗅沟脑膜瘤已经复发。因患者了解复发性嗅沟脑膜瘤的手术风险和后遗症，且其昔日病友已有多人故去，其朋友中有人患同一疾病于术后不久死亡，故其决定不再接受手术治疗，而特别专心坚持练功和辟谷疗法。

2.调节治疗方法

2.1 功法简介

天健辟谷养生功培训与一般的气功培训班、辟谷培训的明显区别是：将气功养生技术与辟谷养生技术相结合，动功与静功相结合，既讲授气功基本理论、辟谷基本理论，又传授气功养生技术和辟谷养生技术，令学员知其然，更知其所以然，增强了学员的学习主动性，提高了对气功养生和辟谷养生的理解认知水平，纠正了学员们针对气功和辟谷道听途说的许多错误观念。

天健辟谷养生功学习内容主要包括：天健辟谷养生功基本理论和功法练习两部分，具体包括气功基础知识、辟谷基础知识、天健基础功、天健禅定功、天健甩手功、天健通络功和逆腹式呼吸法。根据不同患者的具体情况，辨证施功，辨证施教，对亚健康、某些慢性疾病和疑难病，往往有比较理想的康复效果。

2.2 治疗机理与方法

患者已4年未做脑部复查，不知道脑瘤何时复发。患者自述2015年下半年出现手臂酸麻、指尖麻木等脑瘤压迫神经带来的典型不适反应，认为脑瘤至少从2015年上半年开始复发。

通过每天有规律的练功，疏通人体经络，理顺气血，调节阴阳之变，促进全身脏腑气血流通，纾解局部状况，化解诸如头痛、头胀、头沉、恶性呕吐、身痛肢麻、视力减弱等肿瘤压迫症状。

通过持续的服气辟谷，阻断消化吸收系统的食物供应，促进人体有效化解内部多余脂肪、血脂、肿块及其他增生组织，调节人体气机，排除热毒，祛邪养元，从而达到有效调节治疗疾病、化解祛除脑瘤的目的。

练功时，采用自然呼吸法和逆腹式呼吸法相结合、动功和静功相结合的方法。练功辟谷期间，间隔1天于每日清晨7：30测量一次血压、血糖和体重，血压取间隔10分钟两次测量的中间值。

3.结果

2016年1月9日至13日，患者在乌鲁木齐参加了天健辟谷养生功培训，掌握了练功和服气辟谷的技能。之后，每日坚持练功2～4小时，遵嘱每月坚持辟谷5天。在持续练功15天后，手臂酸麻疼痛感消失。在练功1个月后，手指尖麻木及长期便秘症状消失，皮肤变得有光泽。

7月，患者休假1个月。将每天专心练功时间曾至4～6小时，每月按计划辟谷。练功时，将注意力集中在百会穴，意念调动真气（宇宙能量）进入脑部左侧前颅窝底，化解病变组织细胞；做天健甩手功时，意念将颅窝底的坏死细胞排出体外；除练功外，深入领悟人的生命结构理论，加深对精神体是接受宇宙能量的载体的认识，提高了练功和辟谷的康复效能。并自觉地保持积极态度，学会快速化解不良情绪，遇事不急不躁，保持良好心态。

8月2日至6日，患者再次参加天健辟谷养生功夏季培训班，继续强化练功，按既定时间辟谷，提高了对气功养生祛病和辟谷养生祛病的认识。

9月6日，患者自述，感觉已无嗅沟脑膜瘤症状。去呼图壁县人民医院检查，CT报告单显示未见异常，表明嗅沟脑膜瘤消失（见下图）：

至2018年5月电话回访得知，其健康状况良好，精神饱满，坚持练功，每天工作8小时以上。

4.讨论

气功治疗肿瘤在临床上有许多成功的先例可循。上海市气功研究所郑荣蓉等在《气功综合疗法治疗晚期恶性肿瘤100例疗效观察》一文中说：经过5年追踪观察，练功6个月能显著增强康复效果；且练功时间越长康复效果越好，可显著延长晚期癌症患者的生命；并引用大量数据说明凡能坚持练功3个月以上者，即使病情仍在发展，但生存素质明显改善，带瘤生存时间显著延长；肺癌组练气功12例患者，1年存活率83%，5年存活率17%，而对照组平均仅为7%；此外，气功还具有减轻病人化疗、放疗反应，增强免疫功能的作用。由此可见，气功对于肿瘤的调节治疗作用明显。

在西医临床上治疗嗅沟脑膜瘤的主要手段是手术切除，容易引起术中大出血，致患者死亡或残疾。使用显微手术的情况下，可令手术死亡率降低，国内有研究报道术后死亡率为1.96%。如果不能全切除，则术后复发率较高，复发后恶性程度增加，再次手术的难度明显加大，清除残余肿瘤组织的可能性减少，预后不良。

在练功和辟谷双重作用下，人体之经络和气血畅通，化解增生组织，则嗅沟脑膜瘤及各种症状均消失，验证了中医"通则不痛，痛则不通"和"气血不通，百病丛生，气血通畅，百病全无"的理论。

气功与辟谷结合调节治疗嗅沟脑膜瘤，无明显的副作用，患者经济负担轻微，医患风险同时减轻，是一种非常值得进一步探索、尝试的积极手段。

注：2020年5月，我们与陈女士再次联系得知，其健康状况良好，精力充沛，每天上班8小时，几乎包揽所有家务劳动。

参考文献

［1］马济人.实用中医气功学［M］.上海：上海科学技术出版社，1992.

［2］刘天君.中医气功学［M］.北京：中国中医药出版社，2012.

［3］南京中医学院.诸病源候论校释［M］.北京：人民卫生出版社，1980.

［4］薄法平.人类的起源［M］.昆明：云南人民出版社，2011.

［5］韩彦钧.嗅沟脑膜瘤的手术治疗经验［J］.山西医药杂志，2011（9）：912-913.

［6］樊永平.中医药治疗脑瘤的思路初探［J］.中国中医药信息杂志，2004（6）：471-472.

［7］田凯兵，郝淑煜，吴震，等.嗅沟脑膜瘤的临床研究进展［J］.国际神经病学神经外科学杂志，2014（2）：174-177.

［8］张云鹤.复发性脑膜瘤17例临床特点及外科治疗［J］.中国伤残医学，2014（2）：65-66.

注：本文已收录在《中华中医药学会2017全国中医肿瘤学术大会论文汇编》

气功和辟谷结合治愈局灶节段硬化性肾小球肾炎案例1则及分析

摘要：局灶节段硬化性肾小球肾炎（FSGS）是肾病综合征（NS）常见的原发性肾小球疾病，中西医临床上尚无有效治疗方法。利用中国传统医学中的气功养生与辟谷养生相结合，动功与静功结合，调整呼吸，达到形气神合一，治愈了一例青年女性局灶节段硬化性肾小球肾炎患者。

主题词：局灶节段硬化性肾小球肾炎　气功　辟谷　治愈

局灶节段硬化性肾小球肾炎（FSGS）是常见的肾小球疾病，属于激素抵抗型肾病综合征的主要病理类型，在中西医临床实践中，治疗效果欠佳。笔者曾于2016年1月主持举办气功辟谷学习班，将气功养生技术和辟谷养生技术结合运用，指导患者强化练功和有规律的辟谷，治愈一例"局灶节段硬化性肾小球肾炎"患者，现介绍如下。

1.资料与方法

1.1 一般情况

田女士，生于1988年，身高158cm，体重73kg，新疆阿克苏市人，小学教师。2014年11月因妊娠高血压导致肾脏受损，

2015年4月在乌鲁木齐第二医院做肾活检，确诊为局灶节段硬化性肾小球肾炎。

确诊后，开始接受药物治疗，服用美卓乐24mg/d、百令胶囊12粒/天，及免疫抑制剂等药物。至练功辟谷时止，服用药物约10个月，收到一定疗效，同时伴有明显的副作用：患者全身浮肿，体重较患病前增加十余公斤，面部大片痘疹，面色潮红，血糖升高，乏力、脱发严重、四肢及多部位关节疼痛，等等。

1.2 习练功法介绍

2016年1月9日至13日，田女士参加了在乌鲁木齐举办的天健辟谷养生功培训班。学习内容主要包括天健辟谷养生功基本理论和功法练习两部分，具体包括气功基础知识、辟谷基础知识、天健基础功、天健禅定功、天健甩手功、天健通络功和逆腹式呼吸法。

练功时，采用自然呼吸法和逆腹式呼吸法相结合、动功和静功相结合的方法。练功辟谷期间，间隔1天测量一次血压、血糖和体重（见表1），血压取间隔10分钟的两次测量值的中间数值。

1.3 练功辟谷的疗效

第1天，田女士进入服气辟谷状态，完全没有饿感，无饮无食。在固定餐饮时间，在生物钟作用下有轻微饥饿感，持续几秒钟后饿感消失。因患者已抵触服用药物，自我意念和决定不再服药，自练功开始即停止服用药物。练功辟谷首日，测量血压、血糖和体重均超标。

第2天，略有饥饿感和心慌感，早晨"因为犯馋吃了一根香蕉，就觉得胃胀得慌、堵得难受"，这是服气辟谷期间强行进食所引起的胃部不良反应。

第3天，继续练功辟谷，因嘴馋贪食香蕉引发的胃部胀堵感觉基本消失，继续服气辟谷。7∶30检测血压、血糖达到正常值，体重明显下降，学员心情特别愉快。

第4天，完全没有饿感和心慌感，面部痘疹开始消失，面部潮红开始消退，体重减轻，神清气爽，皮肤柔软，患者自称"感觉就特别好"，学员们相互分享练功辟谷的体会和受益情况。

第5天，7∶30检测血压、血糖和体重。继续练功和辟谷，功法综合练习，对练功辟谷过程回顾和小结。指导老师针对每个学员辨证施功，对学员下一步的练功和辟谷分别给出不同的指导意见。

田女士回家后，继续辟谷1天。该患者首次辟谷，连续全辟谷6天，收到理想疗效。

此后，田女士一直坚持练功和辟谷，遵嘱每天练功4～6小时，每月全辟谷3次，每次3天。辟谷期间，因口腔有苦感或灼热感，偶尔含水漱口，或喝少许水。练功时，劳宫穴、涌泉穴、百会穴等穴位有热胀感，热感充盈，浑身舒畅。能够自我把握进入辟谷状态的时机，掌握辟谷进度。练功和辟谷期间，对教学工作和做家务无影响。自练功辟谷开始，即自觉停止服用所有药物。

表1　学习气功和辟谷期间体重与 BMI 的变化情况

项目	血压（mmHg）	血糖（mmol/L）	体重（kg）/ BMI
第1天	140/112	9.6	73.0 / 29.4
第3天	132/105	4.5	71.5 / 28.6
第5天	125/90	4.3	70.8 / 28.4

注：成人的BMI数值正常区间18.5～23.9，肥胖区间28～32。

2.结果

我们选取田女士于2015年11月14日的医院检查报告的有关数据，作为练功辟谷前的基础对照数据（12月未做检查），对其在练功辟谷后的数据，选取2016年3月12日和10月3日的医院检查报告，作为三组对照数据。体检机构均为新疆阿克苏地区第一人民医院检验中心。数据显示，2016年3月12日与基础数据相比，多项指标已经完全正常或趋近于正常。而2016年10月3日的数据显示，各有关指标已经全部正常。（表2、表3）

因服用激素类药物体重最高曾达75kg，练功前体重为73kg，至2016年3月12日练功2个月时，体重降为66kg，BMI指数从大于28下降为26.4；至2016年10月3日，练功9.5个月时，体重降为61kg，BMI指数进一步下降为24.4，恢复至病前的水平。

表2　气功和辟谷治疗后尿蛋白定量变化情况

No.	项目名称	单位	参考区间	结果		
				2015/11/14	2016/03/12	2016/10/03
1	24小时尿量	L		1.40	0.90	未检
2	蛋白定量	g/L	0~0.15	0.36	0.244	未检
3	24小时尿蛋白定量	g/24h	0.028~0.141	0.50	0.220	未检

表3　气功和辟谷治疗后肝肾功能变化情况

No.	项目名称	单位	参考区间	结果		
				2015/11/14	2016/03/12	2016/10/03
1	红细胞	/mL	0~27	58.30	6.0	阴性
2	谷丙转氨酶	U/L	7~40	66.85	21.5	24.7
3	谷草谷丙比值		1~2	0.35	1.31	0.98
4	总胆红素	μmol/L	3.4~17.1	21.92	16.2	9.4

续表

No.	项目名称	单位	参考区间	结果		
				2015/11/14	2016/03/12	2016/10/03
5	间接胆红素	U/L	5.09～13.60	15.80	10.7	5.6
6	谷氨酰转肽酶	IU/L	7～45	65.47	18.2	13.8
7	果糖胺	mmol/L	1.65～2.15	1.5	未检	1.48
8	甘油三酯	mmol/L	＜1.7	5.08	未检	1.36
9	总胆固醇	mmol/L	＜5.18	7.97	未检	4.77
10	低密度脂蛋白胆固醇	mmol/L	＜3.37	4.75	未检	2.89
11	极低密度脂蛋白胆固醇	mmol/L	0.10～0.60	1.02	未检	0.27
12	尿酸	μmol/L	155～357	458.07	346.1	301.6
13	亚硝酸盐	μmol/L	阴性	阳性	阴性	阴性

表3中，2016年10月3日检测谷草谷丙比值为0.98，偏低，但因为其谷草转氨酶在对照期内的数值分别为：23.14、28.1、24.2，均在正常范围，该比值可以忽略。

3.讨论

局灶节段硬化性肾小球肾炎是一种慢性、进行性发展的肾脏疾病，多数患者会出现肾病综合征，最终导致肾衰竭，威胁患者的健康和生命安全。目前中西医临床上对局灶节段硬化性肾小球肾炎尚无有效治疗手段。

慢性肾炎传统上被描述为水肿、虚劳、尿浊等，表现为水肿、尿中有蛋白、血尿、高血压、疲乏、腰痛、头晕、畏寒、面色无华等症。上海曙光医院黄建理在《辨证施功为主治疗慢性肾炎30例》一文中报道：30例患者临床治愈16例，显效1例，有效10例，无效3例，总有效率为90%。由此可见，对大多数患者来说，气功治疗慢性肾炎是一种无副作用、安全可靠的方法，过半数的患者有望恢复健康，且费用低廉，可大幅减轻患者家庭经济负担。

我们在近两年气功辟谷祛病养生培训内，仅遇此一例慢性肾病患者。在本例中，该学员自2016年1月开始，每日坚持练功，每月按要求辟谷，2个月后检测，蛋白定量、24h尿蛋白定量均明显下降（见表2），该学员未能做第三次尿蛋白检查。而红细胞、谷丙转氨酶等13个项目的检测数据，均显示了该学员分别在练功辟谷2个月、9.5个月后的变化情况（见表3），均较练功辟谷前对照组数据相比较，恢复效果明显。

2016年10月3日，练功辟谷9.5个月，各有关指标检查完全正常。学员自述：面部痘痕完全消失，皮肤变得白嫩；已停止掉发，且开始长出许多新头发，发量明显增多；体重由患病后高峰值75kg降至最低值58kg，之后在58～61kg间波动；膝关节疼痛消失，跑跳自如，因家住5楼，上下楼行动自如；每天上班精力充沛，生活完全恢复正常；练功后，感觉心胸变开阔豁达，遇事不急躁，家庭气氛也恢复融洽和睦恩爱。

2017年3月16日，该学员练功、辟谷14个月后，在阿克苏地区第一人民医院尿检复查，尿胆原、胆红素、酮体等17项指标均显阴性或在正常范围，标志着该学员已经痊愈。

4.结论

采取传统医学的气功养生与辟谷养生相结合的方法，动静结合，身心息合一，形气神兼治，对局灶节段硬化性肾小球肾炎的调节治疗取得了显著疗效。

另注：2019年4月，田女士又传来喜讯，她已顺利怀孕。2019年10月10日，顺利诞下可爱的女儿，全家人都非常开心。病情实现了彻底逆转和完全康复。

参考文献

［1］马济人.实用中医气功学［M］.上海：上海科学技术出版社，1992.

［2］刘天君.中医气功学［M］.北京：中国中医药出版社，2012.

［3］韩世盛，卢嫣，王怡.中西医结合治疗局灶节段性肾小球硬化疗效评价及药物探析［J］.时珍国医国药，2016（1）：226-228.

［4］蔡建盛，林秀春，方镇福.中西医结合治疗原发性肾病综合征43例疗效观察［J］.亚太传统医药，2012（6）：62-63.

［5］吕海燕，张坤，田海丽，等．中西医结合治疗局灶节段硬化性肾小球肾炎临床分析［J］．海南医学，2016（12）：4078-4079.

［6］章文春．基于形气神三位一体生命观的气功修炼理论研究［D］．南京：南京中医药大学，2010.

注：本文已收录于《中国健身气功科研基地（湖南）2019年学术报告会论文集》中

基于气功和辟谷条件下的高血压的
调节治疗分析

摘要：在临床实践中，对高血压病尚无有效治疗方法。将气功养生技术与辟谷养生技术相结合，静功与动功、身心意相结合，进入服气辟谷状态，通过调节气血和疏通经络，实现固本扶正，促使血压恢复正常。探索出了调节治疗高血压的有效方法，起到了治疗作用，达到了健康目的，且患者其他疾病同步好转或痊愈。

主题词：气功　辟谷　高血压　调节

气功和辟谷是中国传统的养生方法，自古深藏于民间修行者中，许多道行高深的中医师都深谙气功辟谷之道。随着科技进步和经济的发展，人们对应用传统的中医气功养生技术和辟谷养生技术越来越重视，气功养生、辟谷养生逐渐地走入公众视野，开始为公众健康服务。

气功和辟谷结合应用于治未病、治已病，收到了良好的康复效果，积累了一些突出案例。本文以高血压患者为研究对象，对气功辟谷在调理祛除高血压中的正向作用进行研究分析。

一、研究方法

1.研究对象基本情况

来自山东与其他地区的患者共10人，年龄从39岁到78岁，9人系高血压患者，1人血压略高有4年头晕症状。高血压病史从2年到23年不等。其中，5人伴有糖尿病或高血糖、心脏病、脂肪肝；1人有高血压家族遗传病史，其父49岁死于高血压急性发作；1人曾于2015年8月脑梗死经抢救脱险，1人患有抑郁症，多人体重超标。9名高血压患者均长期服用降压药物。

2.习练功法

测试干预时间共五天，采用天健辟谷养生功作为干预功法。天健辟谷养生功是薄法平根据家传功法，结合道家功法和医家功法编创而成，其特点是将养生气功和服气辟谷有机结合，针对不同患者的健康状况，辨证施功，达到既治未病之病，也治已病之病的目的。

天健辟谷养生功包括气功基本理论、会元功、天健禅定功、天健甩手功、通络功五部分内容，主要使用自然呼吸法和逆腹式呼吸法。根据课程安排，第1日学习天健辟谷养生功之会元功（动功），第2日学习逆腹式呼吸法与天健禅定功（静功），第3日学习天健甩手功（动功），第4日学习通络功（动功）。每日皆在学习新功法的基础上对已学功法进行加强与巩固练习，第5日为全套功法的综合练习。

练习天健辟谷养生功时，按照马济人《实用中医气功学》之"气功功法学"方法和刘天君《中医气功学》的练功要领，要求动静结合，强调三调合一，每日上午与下午各练静功和动功2至3小时，晚间练功1小时，练功结束皆以收功势对重要穴位进行拍打，促进全身放松，巩固功效。

3.练功期间饮食

学习班开课前，指导老师即提前用意念引导学员逐渐进入辟谷状态。通过功法效应达到服气效果，从第1天便开始自然辟谷。

根据辨证施功的原则，对学员是否饮食，不作统一限定。指导老师要求学员们根据自身情况自行把握是否饮食。若感觉不饿、不渴、精神状态好，表示开始进入"服气"和自然辟谷状态，则无需饮食。反之，若觉得饥渴即可自行决定维持饮食，到无饥渴感时再行辟谷。

4.血压的测定

测试开始前一天，患者报到时对其进行血压测量。测试期5天全程辟谷，每日清晨7：30测定血压、血糖和体重，均为空腹测试。为使测定数据具有可比性，要求每次测定须着装一致。血压测定值取间隔10分钟的两次测定的平均值。以上数据均指定专人分别负责测定和记录。

5.结果

此次研究的10名患者均系5天全辟谷，无饮食，少数人根据自身情况偶尔饮水少许。在整个过程中，所有患者均未服用降压药。

测试期内，从第1天开始，在停止服药情况下，受试者身体均表现良好，血压开始下降，高血压症状明显减轻；次日，多人略有饿感，维持几秒钟时间，在转移注意力或强化练功、习练呼吸法以吐纳服气时，饿感消失；第3天，偶有的饥饿感渐次消失，血压继续下降，或略有波动，部分舒张压过低者开始回升，压差过大者开始缩小；第4天，浑身轻盈，神清气爽，满面红光，高血压症状消失，皮肤变得细腻，白里透红；第5天，血压和压差基本恢复正常或接近正常值。

患者身体方面还有以下变化：从第1天开始，排泄物气味较浓，大便色泽与平时相比较明显呈深褐色、深绿色、浅黑色等，尿液大多呈酱褐色，尿道有轻微灼热感，口鼻呼出的气体有明显异味，口腔有灼热感和轻微苦感，呼吸道甚至眼部有散热感。上述现象，随着后续练功和辟谷而逐步消失。受试者体重开始明显减轻，腰围、腹围显著缩小，并觉神清气爽。5天中，10名患者的身体综合状况均良好。

表 1 练习气功和辟谷期间血压（单位：mmHg）变化

编号	年龄	性别	病史（年）	练功前	第一天	第三天	第五天
1	76	女	22	190/120	165/98	145/90	142/88
2	66	女	5	156/92	149/92	128/86	118/78
3	81	男	23	157/54	151/55	142/60	136/64
4	44	男	6	167/110	170/110	154/103	160/101
5	77	女	18	170/100	166/81	154/76	134/64
6	77	女	2	152/86	142/81	125/73	114/63
7	78	女	3	150/93	141/92	128/72	127/76
8	39	男	4	127/96	117/92	124/86	112/86
9	54	男	6	151/79	143/78	138/76	124/73
10	42	女	5	171/102	169/101	147/92	130/88

表 2 练习气功和辟谷期间体重（单位：kg）与 BMI 的变化

编号	年龄	性别	身高（cm）	体重（kg）/ BMI		
				第一天	第三天	第五天
1	76	女	160	65 / 25.4	64 / 25.0	63 / 24.6
2	66	女	163	67 / 25.2	64 /24.1	64 / 24.1
3	81	男	170	70 / 24.2	68 / 23.5	66 / 22.8
4	44	男	166	70 / 25.4	69 / 25.0	69 / 25.0
5	77	女	164	84 / 29.1	82 / 28.4	80 / 27.7

编号	年龄	性别	身高（cm）	体重（kg）/ BMI		
				第一天	第三天	第五天
6	77	女	157	63 / 25.6	60 / 24.3	59 / 23.9
7	78	女	161	60 / 23.1	58 / 22.4	57 / 22.0
8	39	男	160	86 / 33.6	84 / 32.8	81 / 31.6
9	54	男	170	76 / 26.3	74 / 25.6	73 / 25.6
10	42	女	160	75 / 29.3	72 / 28.1	70 / 27.3

注：成人BMI数值正常区间18.5～23.9，肥胖区间28～32

6.后续情况

其中，1号患者学习期满结束，返家之后，按要求在家中每日坚持练功。2个月后电话回访，其血压稳定在125/80mmHg的正常水平，停止服用降压药，且浑身轻松，双腿有力，一口气轻松地上四楼。

4号患者习练功法前性情暴躁，每晚睡前需饮三四两高度白酒方可入睡，且夫妻关系紧张，家庭不睦。测试结束回家后，每日坚持练功，每月自行安排辟谷1次或2次，每次5天或3天。2个月后电话回访，其血压回落并稳定在130/84mmHg的健康水平，患者头疼、腰疲、易怒现象皆消失，体重继续减轻5kg，心态平和，家庭变得温馨和睦，气氛融洽。

6号受试者除患有高血压外，还有抑郁症、神经衰弱、高血糖等病症，体重明显超重，练功辟谷第5天体重降为59kg，其在27岁因生育遭风寒致双眼不自主流泪，已有50年病史，医院曾建议手术治疗，在练功辟谷第3天后双眼流泪症状消失，2个月后电话回访，血压正常，双眼流泪症状已经痊愈，不再服用降压药。

8号受试者属于肥胖体质，经5天练功辟谷后，体重减轻5kg，回家后继续坚持练功辟谷5天，体重继续下降10kg，心率77次/分钟左右。此后，每月辟谷1或2次，每次5天或3天，2个月后电话回访，体重已经较练功前减轻20kg，血压、心率一直保持正常，血压略高引发的头晕现象完全消失。

10号受试者有高血压家族病史，测试期内血压明显下降到合理水平，练功辟谷开始前体重75kg，第5天70kg。2个月后电话回访，患者自称没有坚持练功，血压回升，继续服用降压药物。

二、分析讨论

能自主地"服气""食气"是成功进入自然辟谷状态的关键。那么气功之"气"究竟为何物？传统中医以人体为界，认为"气"有"内气"与"外气"之分，根据来源将气分为有先天之气与后天之气。

元气即先天之气，是天地万物之本原，是产生天地万物的原始之物。人体中的元气，是指由母体带来、与生俱来的根本之气，是人生命活动的原动力，也是维持人体活动的最基本能量，还代表着人体抗病抗邪的能力，所以又称"正气"。元气充沛，则健康少病。反之，若元气亏损，则百病滋生。针对人体而言，后天之气也就是外气，需从外界纳取，包含从水谷之物中吸收而成的谷气，由呼吸获得的清气，与弥漫在宇宙及自然界中有"天地日月精华"之称的精气等。

中国社会科学院胡孚琛研究员在其著作《道学通论》中指出："先天一炁是宇宙大爆炸之前的初始信息，是时间和空间为展开的宇宙模本，是自然界最根本的节律。"中国香港知名人士梁恩贵博士认为："'能量'之于中国人，就是外气、内气。人体要锻炼，除了外功，也有内功，才能吸收宇宙能量。"湖南省社科院唐光斌研究员认为："气功之气，是意识主导下的物质存在。练气功的过程，便是激发潜能、凝聚能量的过程。"

笔者曾在《人类的起源》中提出，随着宇宙大爆炸产生的本始宇宙能量，是宇宙不断膨胀的原动力，也是宇宙运转根本之炁。而目前广泛存在于宇宙中，具有广泛效应但尚未被人类完全认识的能量，简单称为"宇宙能量"，这种宇宙能量，正是练功时人体所感受、吸收的外气，亦是弥漫在天地之间、作为日月之精华的灵气。

在《人类的起源》中，笔者还提出：人的生命是由物质体（即躯体）和精神体（即灵魂）高度统一构成的有机体，人的精神体是连接宇宙的桥梁和纽带，思维是精神体的基本功能，大脑是思维的载体，思维与意念可调度宇宙能量。这与中医形气神三位一体的生命观具有共通性。

习练气功特别强调意念、思维与呼吸、动作的高度一致性，达成调身、调息、调心的合一，高度专注的思维可以调度宇宙能量，增强气感和功力，规范真气运行，从而令宇宙能量通过呼吸、重要穴位和经络系统进入人体。

测试期间，患者依靠习练气功和辟谷，既练内功又练外功，通过呼吸吐纳进行食气、服气，吸收了天地日月精华的灵气——宇宙能量，弥补了人体维持代谢所需的能量，顺利实现服气辟谷。这让患者在练功辟谷期内不饥不渴，精神充沛，身体轻盈。

习练天健辟谷养生功，可理顺气血，疏通经脉，缓解或消除血管阻塞现象，有降低高血压、预防脑中风、瘦身美体养颜之效。而辟谷无须进食（少许水除外），脂肪、糖、蛋白质等营养素停止进入人体消化吸收系统，体内日常储存的多余脂肪、赘肉、增生组织、息肉逐渐地被分解和消耗，排除多余血脂，化解血液凝块，净化血液和体液，人体五脏六腑均得到休养生息，糖尿病和三高症状获得有效治疗，从而增强了机体免疫力。

在练功和意念引导下，天健辟谷养生功曾抽取200余人作为适宜练功和辟谷的样本，统计显示98%的学员均能在第1

天或第2天自主进入自然辟谷状态，5天后，不同程度地达到治未病之病、治已病之病，减肥、美容、美体等目的。仅有2%的学员因自身意志、心理、贪欲等方面的原因，未能成功辟谷。

三、结语

高血压病是一种世界性常见病，对患者来说需要一个长期甚至终身治疗的过程，全世界有10%～20%的人患高血压。在中西医临床实践中，高血压及并发症尚无有效治疗方法。利用气功和辟谷相结合，综合调理治疗高血压，成效显著，痊愈率高，是一种极有价值的非药物治疗方法，值得推广。

参考文献

［1］马济人.实用中医气功学［M］.上海：上海科学技术出版社，1992.
［2］胡孚琛.道学通论［M］.北京：社会科学文献出版社，2009.
［3］刘天君.中医气功学［M］.北京：中国中医药出版社，2012.
［4］薄法平.人类的起源［M］.昆明：云南人民出版社，2011.
［5］唐光斌.首柱养生功［M］.长沙：湖南科学技术出版社，2014.
［6］郭建红.辟谷养生术与其他限食疗法比较探讨［J］.中国民间疗法，2011.19（2）：5–7.
［7］张玉焕.中西医结合治疗高血压病临床观察［J］.光明中医，2013（1）：131–136.
［8］饶双宜.少林博士第一人科学说气功［N］.明报，2012–6–17（16）.

注：本文已收录在《中华中医药学会治未病分会2019年学术会议论文集》中

参考文献

［1］胡孚琛.道学通论［M］.北京：社会科学文献出版社，2009.

［2］薄法平.人类的起源［M］.昆明：云南人民出版社，2011.

［3］饶双宜.少林博士第一人科学说气功［M］.明报，2012-6-17（16）.

［4］李嗣涔，郑美玲.难以置信Ⅱ——寻访诸神的网站［M］.台北：张老师文化事业股份有限公司，2005.

［5］唐光斌.首柱养生功［M］.长沙：湖南科学技术出版社，2014.

［6］刘天君.中医气功学［M］.北京：中国中医药出版社，2005.

［7］马济人.实用中医气功学［M］.上海：上海科学技术出版社，1992.

［8］袁珂.古神话选释［M］.北京：人民文学出版社，1979.

［9］H·卡穆尔·卡尔（印度）.瑜伽治疗心脏疾病［J］./H·M·考尔（印度）.瑜伽治疗糖尿病［J］.中华气功杂志，1990（1）：20-21.

［10］邹德辉，张亚倩，钱朝良，等.气功"外气"古今临床应用规律浅议//世界医学气功学会三十周年纪念论文集［C］，2019.

［11］孙绪伦.医学气功外气治病探讨//中国医学气功学会2019年学术年会论文集［C］，2019.

［12］郭现军.气功治疗男性不育症92例［J］.中国民间疗法，2012（3）：22-23.

［13］邝安堃，王崇行，徐定海，等.气功治疗高血压病204例20年疗效、预后对照观察和有关机理探讨［J］.中国中西医结合杂志，1986（1）：9-12，2.

［14］冯理达.现代气功学［M］.北京：经济科学出版社，1994.

［15］黄孝宽.气功与防治癌症［M］.北京：北京体育学院出版社，
　　　1988.

［16］沈新民，蔡晓云.智能气功治疗 740 例恶性肿瘤近期疗效观察［J］.
　　　中国气功，1999（4）：7-8.

［17］阿旁.赵国瑞的"意念功"［J］.新体育，1995（2）：52-53.

［18］魏玉龙.中医气功实训教程［M］.北京：中国中医药出版社，
　　　2014.

［19］查克明.右眼失明十余年 辟谷七天见光明［J］.中国气功，1996（1）：
　　　43.

［20］周程.大隅良典发现细胞自噬分子机理之路［J］.科普研究，2016
　　　（6）：5-13.

［21］弘一法师.弘一法师日记三种［M］.太原：山西古籍出版社，
　　　2006.

［22］Voroshilov A，Volinsky A，Wang Z，Marchenko E.Modified Qigong
　　　Breathing Exercise for Reducing the Sense of Hunger on an Empty
　　　Stomach［J］.Journal of Evidence-Based Complementary &
　　　Alternative Medicine，2017（4）：687-695.

［23］郭善儒，杨素范，刘海荣.气功抗寒与服气辟谷：呼唤人体生命春
　　　天［M］.天津：天津科学技术出版社，1998.

［24］刘先勇，华卫国，等.辟谷食饵对 S180 腹水癌小鼠的影响［J］.
　　　山东中医杂志，2011（11）：806-808.

［25］赵松林.辟谷是气功治癌的有效方法——断粮二十天的实践体验
　　　［J］.中华气功，1989（2）：8-10.

［26］邹婵娟，姜颖，缪向来.武汉一老太"辟谷"饿成肠穿孔养生未成
　　　险丢命［EB/OL］.搜狐新闻网，2012-9-20

［27］D S Black，G A O'Reilly，R Olmstead，E C Breen，M R Irwin.
　　　Mindfulness Meditation and Improvement in Sleep Quality and
　　　Daytime Impairment Among Older Adults With Sleep Disturbances：A

Randomized Clinical Trial.［J］Jama Internal Medicine，2015，175（4）：494.

［28］柴广翰.许达夫 医病更医人［J］.时代人物，2015（09）：62-65.

［29］许达夫."我鼓励病人掌控生命"——许达夫答《时代人物》记者问［J］.时代人物，2015（09）：66-67.